AF384388

SYPHILIS

ET

RÉGLEMENTATION DE LA PROSTITUTION

EN ANGLETERRE ET AUX INDES

(ÉTUDE DE STATISTIQUE MÉDICALE DE 1866 A 1896)

PAR

Le Dʳ Louis DECK

DE LA FACULTÉ DE PARIS
ANCIEN EXTERNE DES HOPITAUX ET DE LA CLINIQUE D'ACCOUCHEMENT
DE LA FACULTÉ DE MÉDECINE DE PARIS
MÉDAILLE DE BRONZE DE L'ASSISTANCE PUBLIQUE

« La présence ou l'absence de Réglementation n'est pas le facteur déterminant du nombre de maladies, mais bien le caractère moral et les habitudes des hommes ».

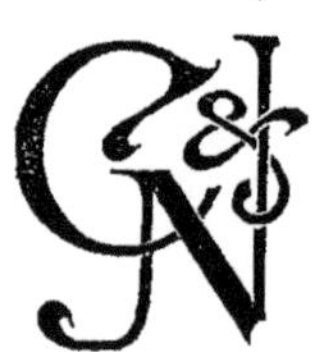

PARIS

GEORGES CARRÉ ET C. NAUD, ÉDITEURS

3, RUE RACINE, 3

1898

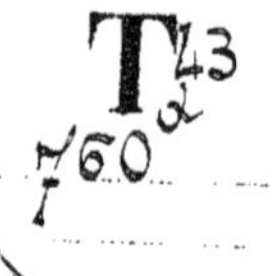

A LA MÉMOIRE DE MA SŒUR

A MES CHERS PARENTS

A MES FRÈRE ET SŒURS

A MES AMIS

A MON PRÉSIDENT DE THÈSE

M. LE PROFESSEUR FOURNIER

MÉDECIN DE L'HÔPITAL SAINT-LOUIS
MEMBRE DE L'ACADÉMIE DE MÉDECINE
OFFICIER DE LA LÉGION D'HONNEUR

AVANT-PROPOS

Avant d'aborder l'étude de notre thèse, nous tenons à remercier ceux qui nous ont guidé dans le chemin des études médicales. Nous nous adresserons d'abord à nos premiers chefs de service de l'Hôtel-Dieu de Reims, et parmi eux à MM. les Drs Decès, Harman, Gueillot et Hache ; nous saluons la mémoire de MM. Luton et Moret, professeurs à l'École de médecine de Reims, enlevés à l'affection de leurs élèves et amis.

Nos maîtres des hôpitaux et de la Faculté de Paris nous ont toujours accueilli avec une extrême bienveillance, nous avons su apprécier leur expérience clinique et leur enseignement.

Nous tenons surtout à remercier MM. les Drs Descroizilles (Enfants-Malades), Beurnier (Lariboisière), Tenneson (Saint-Louis), Alex. Renaut (Lourcine), chez qui nous avons passé notre première année d'externat : ces deux derniers maîtres principalement nous ont appris, pendant six mois, les maladies vénériennes et syphilitiques.

M. le Dr Landrieux, pendant notre deuxième année

d'externat, nous a fait profiter largement de son bon sens clinique. Nous le remercions tout particulièrement, et les treize mois passés à ses côtés à Lariboisière compteront parmi les meilleurs de nos études.

M. le Pr Budin pendant notre dernière année d'externat nous a initié à l'art des accouchements : nous avons su apprécier suffisamment ses savantes leçons pour lui en savoir infiniment gré.

Enfin, nous terminerons en adressant à M. Laborde, membre de l'Académie de médecine, et à M. le Dr L. Fiaux, le témoignage de notre gratitude, pour l'amabilité avec laquelle ils ont mis à notre disposition leurs notes et documents qui nous ont servi, en partie, à faire ce petit travail.

M. le Pr Fournier a bien voulu accepter la présidence de notre thèse ; nous lui en sommes profondément reconnaissant, et nous savons tout le prix qu'il faut attacher à un tel honneur.

INTRODUCTION

C'est une tâche particulièrement délicate que de vouloir entreprendre l'étude d'un tel sujet, traité depuis longtemps déjà, et à différents points de vue, de sorte que nous sommes supposé faire une répétition de ce qui a été déjà dit et écrit. Il n'en est rien cependant, car, nous tenant strictement sur le terrain médical, nous ferons abstraction de considérations intéressant les moralistes et les sociologues (1) et nous verrons seulement ce que l'étude de la syphilis en Angleterre et aux Indes peut avoir d'intéressant pour nous.

Une grande question est débattue à notre époque, c'est celle de savoir si la surveillance de la syphilis, ou autrement dit, la surveillance de la prostitution, a une certaine influence sur la diminution des maladies vénériennes. Certains disent oui, d'autres affirment le contraire.

---

(1) A ce point de vue, plusieurs thèses ont été passées déjà à la Faculté de Droit, entre autres la thèse de Nicolle. « Du droit d'arrestations à Rome. — Des arrestations arbitraires en France ».

Pour avoir une idée exacte de la chose, il faudrait comparer ce qui se passe dans tous les pays réglementés et ceux non réglementés, ce qui serait un travail trop considérable, et, disons « le mot », trop difficile, puisqu'il y aurait à discuter dans les statistiques leur valeur, leur source et leur authenticité.

Aussi nous sommes-nous contenté de prendre l'Angleterre, pays où la Réglementation a été appliquée en 1866, puis supprimée en 1886. Nous présenterons des statistiques comparatives, puisées aux meilleures sources, contrôlées par des hommes dignes de foi, statistiques qui tendent à démontrer si *oui* ou *non* la syphilis a diminué en Angleterre depuis l'abolition de toute Réglementation grâce aux procédés de douceur préconisés et appliqués dans ce pays (1re partie).

Et comme un seul peuple ne suffit pas, nous chercherons *brièvement* si les pays qui ont fait cette expérience d'application et de suppression de la Réglementation ont lieu de se louer de leur essai (2e partie).

Et nous conclurons en toute impartialité, voulant être neutre dans le débat, car, en somme, ce n'est pas une étude critique du système réglementé que nous voulons faire, mais seulement un exposé de la situation de la syphilis en Angleterre et aux Indes depuis 1866 jusqu'à nos jours

HISTORIQUE

Disons d'abord deux mots de la Réglementation, l'idée que s'en faisaient les peuples, comment et pourquoi elle n'a pu subsister en Angleterre. Nous entrerons ensuite dans le fond de notre sujet.

On sait que dans beaucoup de pays, l'État partant de l'idée que la prostitution est un mal nécessaire a entrepris d'en régler l'exercice comme celui de toute autre profession. En conséquence elle a réglementé.

Sans parler de l'antiquité, le moyen âge et la Renaissance ont connu ce système et l'ont appliqué avec une certaine hésitation par une sorte de Réglementation bâtarde (1) ayant pour objet de séquestrer les syphilitiques, comme on séquestrait les lépreux ou de faire disparaître des filles qui ruinaient de jeunes étourdis ou des vieillards corrompus.

Les arrestations de filles de joie sous Louis XIV et Louis XV, telles que celle dont l'abbé Prévost a fait un roman si français et si humain, n'étaient point une Réglementation.

Mais la Réglementation sérieuse de la prostitution ne

-----

(1) Armand Desprès. Réglementation en France, p. 4.

Deck. 1

remonte pas au delà du commencement de ce siècle (1), ce fut le Premier Consul qui lui donna sa forme complète et la propagea au moyen de ses armées parcourant l'Europe. En 1825 sous le ministère Decazes, elle prit un caractère général et fut instituée telle qu'elle existe de nos jours, à l'usage de tout le monde.

Dès son apparition, cette institution fut prônée comme une arme qui devait bientôt détruire la syphilis : et, de fait, étant donné l'état des connaissances syphiligraphiques à cette époque, elle pouvait passer pour logique sinon pour morale et pour juste. Depuis lors, les faits sont venus lui donner bien des démentis. D'abord la syphilis, loin de décroître, n'a pas même été entravée dans sa marche envahissante. Ensuite, on a fait une série de découvertes qui ont modifié de fond en comble l'idée qu'on se faisait de cette maladie (2). La seule constatation de la dualité chancreuse et de la contagiosité des accidents secondaires aurait dû bouleverser la prophylaxie publique ; mais il n'en fut rien.

Et cependant, à la longue, il fallut bien s'avouer que tout n'allait pas pour le mieux : mais il ne vint à l'esprit de personne qu'on pût trouver un remède à la situation ailleurs que dans une aggravation des mesures administratives. Le congrès médical international de Paris en 1867 réclama une Réglementation internationale contre la sy-

---

(1) PARENT-DUCHATELET. De la prostitution dans la ville de Paris. Édition 1857.

JEANNEL. De la prostitution. Paris.

(2) *Revue de morale progressive*, 1er juin 1887, et coïncidence avec les assertions de Stoukovenkoff et Nikoleski.

philis. L'engouement était universel : on se croyait sûr du succès.

Cependant jamais espérances n'avaient été plus éloignées de leur réalisation.

L'Angleterre après bien des hésitations voulut, elle aussi, suivre l'exemple du continent. Ce fut en 1864 que la nouvelle loi fut édictée sous l'instigation du premier secrétaire de l'amirauté, lord Clarence Paget, qui présenta une loi connue sous le nom d'Acte pour prévenir les maladies contagieuses (*contagious diseases Acts*). — Cette loi établissait la Réglementation dans 12 ports ou villes de garnison. En 1866 un nouvel Act du Parlement étendit la Réglementation à deux autres stations, ce qui en portait le nombre à 14.

Cette Réglementation anglaise se distinguait de celle du continent sur plusieurs points importants, notamment en ceci qu'elle n'instituait pas de maisons de tolérance et que les femmes n'étaient inscrites qu'après avoir comparu devant un juge.

En 1869, un troisième Act fut promulgué beaucoup plus sévère encore que les deux premiers : il condamnait à trois mois de prison, avec travail forcé, la femme qui refusait de se laisser examiner tous les 15 jours pendant une année.

Toutes ces mesures vexatoires révoltèrent les instincts profonds d'individualisme anglais, d'autant plus qu'on parlait d'étendre l'application du système à toute la population civile du royaume. C'est qu'en effet la Réglementation méconnaissait les principes constitutionnels jusqu'alors indiscutés du droit sacré de « l'habeas corpus », la liberté individuelle si chère aux Anglais. La loi autorisait effectivement un agent des mœurs quelconque à jeter en prison une femme « qu'il aura de bonnes raisons de croire prostituée publique » (1).

D'ailleurs nos voisins avaient encore d'autres raisons meilleures peut-être — à leur sens. — Ils estimaient que la syphilis n'est pas un danger public parce qu'il suffit de ne pas s'y exposer et, d'autre part, l'impossibilité d'appliquer cette mesure à toutes les femmes non seulement inscrites, mais aussi clandestines — et c'est le plus grand nombre — ainsi que l'immunité dont jouissent les hommes qui, eux, ne sont jamais inquiétés, était une raison suffisante pour supprimer toute mesure coercitive.

La première opposition fut faite par deux médecins de Nottingham, en 1869, les Drs Worth et Ch. Bell Taylor, ce dernier, ancien président de la Société de Médecine de Paris. Leurs premières tentatives n'eurent pas grand succès et ils comprirent que la lutte resterait stérile aussi longtemps que les femmes anglaises n'y prendraient pas part. Ils s'adressèrent donc à Mme Joséphine Butler, femme de G. Butler, principal du collège de Liverpool et (ami de M. Gladstone), qui s'associait lui-même à l'œuvre dès la première heure.

Mme J. Butler s'occupait depuis longtemps du sauvetage des prostituées, sans souci du « qu'en dira-t-on » qui eût été certainement prononcé chez nous si une dame

---

(1) C'est la définition même de la femme publique donnée par l'Act de 1866 (Documents de commission municipale, annexe 6, p. 6. Réglementation anglaise). Les jurisconsultes romains (Ulpien entre autres) la définissaient, femme qui se donne publiquement à tout venant moyennant argent « palam, sine delectu, pecuniâ acceptâ » (Digestes).

française avait osé élever la voix pour l'affranchissement de quelques misérables filles publiques. On vit se créer alors des livres, des brochures, des associations ouvrières, des réunions publiques, des groupes médicaux, des confréries religieuses de toute dénomination ; les pétitions affluèrent au Parlement et l'agitation devint bientôt telle que le gouvernement dès 1869 n'osa plus proposer de donner une extension à ces lois spéciales. Bien plus l'annnée suivante, en 1870 il se vit obligé, à la suite de plusieurs motions faites à la Chambre des Communes, de nommer une *Commission d'enquête* chargée de faire rapport sur le résultat de ces *Acts*. Dès 1872 le cabinet libéral proposait lui-même quelques mesures atténuant la rigueur législative des *Acts*, mais laissant subsister toutefois les parties essentielles de la Réglementation.

Enfin en 1873 la commission présenta son rapport qui concluait à la suppression de cette Réglementation. Cependant les bills d'abrogation présentés en 1875 et en 1876 par *sir Johnston Harcourt* ne purent toutefois réunir une majorité à la Chambre des Communes. L'agitation ne fit que redoubler.

Mme Butler prit l'énergique initiative de fonder la *Fédération britannique et continentale* (1875) pour l'abolition de la police des mœurs, dont l'action allait se faire sentir dans presque tous les pays de l'Europe jusqu'au jour où (1) l'élément religieux représenté par certains pasteurs suisses, joint aux survivances fanatiques et puritaines de quelques associés anglais, vint momen-

____

(1) Observation du Dr L. Fiaux. « Police des mœurs », p. 414.

tanément compromettre l'unité et la force que la Fédération tirait de sa neutralité des premières années (19 mars 1875). — Mais la cause des abolitionnistes allait faire un pas décisif en 1879. Cette année-là, la Chambre des Communes nomma une commission d'enquête chargée une fois encore de faire un rapport sur le résultat de ces *Acts*. Cette commission siégea pendant 3 ans et entendit de nombreux témoins.

Deux rapports furent présentés à la suite de ces travaux : l'un, rédigé par la majorité des commissaires, était favorable au maintien des *Acts* : l'autre, émis par la minorité, concluait à la suppression de cette Réglementation. Signalons un fait important : la majorité, tout en acceptant le système existant, « avait refusé de demander l'extension des *Acts* à tout le royaume (1) ».

La conclusion de la minorité reçut une première approbation de la Chambre des communes qui décida, dans sa séance du 23 avril 1883, de suspendre partiellement l'exécution des *Acts*. Cette décision prise à la majorité de 142 voix contre 110, sur la proposition de *James Stansfeld*, abolissait la visite obligatoire (2) sur laquelle repose tout le système.

Cependant les abolitionnistes malgré leur victoire ne devaient pas rester inactifs.

Les années 1884 et 1885 consacrées à des luttes purement politiques ne présentèrent rien de particulier à pro-

----

(1) 83 du rapport de la majorité, p. ci.
(2) Compte rendu des délibérations de la Chambre des Communes.

prement parler, et il faut arriver jusqu'en 1886, l'année décisive qui vit la suspension totale des *Acts*.

Certes, ce ne fut pas sans une lutte épique, où l'élément religieux représenté par « l'Armée du Salut » (*salvation Army*), secte de puritains plus ou moins ridiculisée se le disputa à l'élément vraiment libéral et politique représenté par James Stansfeld et James Stuart joint aux idées des classes ouvrières imposant à leurs candidats aux élections, l'abrogation des *Acts*.

Mais la cause abolitionniste triompha malgré tous les obstacles définitivement, et dans la séance du 28 mars 1886 le rappel des *Acts* fut voté par la Chambre des communes, à l'énorme majorité de 245 voix contre 131, et la Chambre des lords ratifia cette décision dans sa séance du 13 avril suivant.

Mais depuis lors une nouvelle génération a surgi! Elle écoute les appels qui lui sont adressés d'un côté par ceux qui sont favorables à la Réglementation et de l'autre par ceux qui se laissent tromper par des faits plus ou moins dénaturés.

La cause abolitionniste n'est donc pas définitivement victorieuse, et il lui faudra encore lutter contre les menées de certains gouvernants en Angleterre.

Telle est en quelques mots l'histoire de la Réglementation en Angleterre.

Il nous reste maintenant à prouver avec des statistiques à l'appui, que les *Acts* n'ont eu aucune influence sur la santé publique, et qu'en ce qui concerne la population civile et l'armée de l'intérieur, leur rappel a coïncidé avec une amélioration sanitaire spéciale.

PREMIÈRE PARTIE

INFLUENCE DES ACTS SUR LES MALADIES VÉNÉRIENNES ET SYPHILITIQUES

1° En Angleterre.

§ I.

Décroissance des maladies vénériennes et en particulier de la syphilis en Angleterre basée sur des statistiques se rapportant : 1° à la population civile.

Le 29 mars dernier, M. le Dr Laborde, membre de l'Académie de Médecine, communiqua au sein de cette assemblée un mémoire du M. James Stuart du Parlement anglais, mémoire d'une portée considérable, appuyé de documents irréfutables et de valeur officielle. Nous l'avons eu entre les mains. C'est ce mémoire que nous allons résumer comme l'a fait M. Laborde dans son discours à l'Académie et qui a été remis à tous les membres de la savante Assemblée en vue de la discussion qui s'élèvera prochainement, comme suite à cette communication. On abordera non seulement la question anglaise, qui n'aura été que l'entrée en matière, mais la question française elle-même.

Rappelons, avant d'exposer la communication de M. Laborde, qu'en février et mars 1888 l'Académie discuta longuement la Réglementation de la prostitution, au sujet du rapport du Pr Fournier déposé en juin 1887. L'Académie vota toujours le « statu quo ante » avec quelques réformes partielles.

Mais laissons la parole au Dr Laborde.

La première information statistique a trait à la population civile. Elle est toutefois directement tirée des rapports officiels du *département médical de l'armée*, dans lesquels est indiqué chaque année le nombre des recrues et le nombre de celles d'entre elles refusées pour diverses causes, parmi lesquelles les maladies vénériennes constituent un point spécial.

Nous donnons ici à cet égard un tableau complet, extrait des rapports médicaux annuels de l'armée. Il est d'une importance extrême, parce qu'il a trait à un nombre énorme de cas individuels — en moyenne environ cinquante mille par an en chiffres ronds. Les recrues viennent de tous les points de la Grande-Bretagne, des villes aussi bien que des districts ruraux : ils appartiennent à des classes de la société et à une période d'âge peu favorable au *self restraint*, et leur entourage est le plus souvent de nature à favoriser chez eux les maladies en question.

RECRUES REFUSÉES POUR MALADIES VÉNÉRIENNES
(Extrait des rapports du département médical de l'armée.)

ANNÉES	NOMBRE TOTAL des recrues infectées	RECRUES REFUSÉES			
		POUR TOUTES LES CAUSES		POUR SYPHILIS	
		Total	Pour mille	Total	Pour mille
1866	20,410	7,761	380,25	338	16,56
1867	26,646	10,069	377,88	440	16,51
1868	23,543	8,847	375,78	363	12,88
1869	17,749	6,660	375,23	291	16,40
1870	38,408	12,935	336,78	606	15,78
1871	36,212	12,014	331,77	593	16,38
1872	28,390	8,990	316,66	445	15,67
1873	24,895	7,559	303,64	411	16,51
1874	30,557	8,471	277,22	481	15,74
1875	25,878	6,662	257,44	327	12,63
1876	41,809	11,419	273,12	634	15,16
1877	43,803	12,837	293,06	680	15,52
1878	43,867	13,091	298,42	665	15,16
1879	42,668	15,477	362,73	573	13,43
1880	46,108	18,794	407,61	538	11,67
1881	47,444	20,522	432,55	593	12,50
1882	45,423	19,294	424,76	487	10,72
1883	59,436	23,595	396,98	583	9,81
1884	66,882	27,888	416,97	707	10,57
1885	72,249	28,933	400,46	706	9,77
1886	74,991	32,853	438,09	613	8,18
1887	60,996	27,850	456,24	494	8,10
1888	49,172	22,571	459,02	382	7,77
1889	53,904	22,449	416,46	358	6,64
1890	55,367	22,005	397,43	351	6,34
1891	65,322	23,231	378,00	300	4,90
1892	68,761	26,349	383,19	318	4,62
1893	64,110	26,341	410,87	314	4,90
1894	61,985	25,074	401,51	315	5,09
1895	55,698	22,916	411,43	194	3,48

NOTA. — Le ministre de la guerre (*War office*) a informé M. H.-J. Wilson M. P., le 23 juin 1897, que les chiffres mentionnés dans les rapports comprennent l'ensemble des cas de syphilis primaire et secondaire.

Par ce tableau, que nous avons pu dresser depuis l'année 1866 jusqu'au moment actuel, on voit que la proportion des recrues refusées pour *syphilis* a très considérablement décru, ayant été de 16,56 pour mille en 1866, étant descendue à 12,63 en 1875, à 9,77 en 1885 et n'étant plus que de 3,48 dans le dernier rapport publié (1895).

Il y a également eu une notable diminution de renvois pour maladies vénériennes non syphilitiques, la proportion étant descendue de 3.38 à 1,80 pour 1,000. Il est d'ailleurs intéressant et d'une certaine importance d'observer que la décroissance de ces chiffres n'est pas due à un relâchement de sévérité, attendu que la totalité des rejets pour toutes les causes réunies a non pas diminué durant cette même période, mais augmenté. C'est là une circonstance qui fait encore plus ressortir la signification de la décroissance des chiffres relatifs aux affections vénériennes.

§ II.

Décroissance des maladies vénériennes, et en particulier de la syphilis en Angleterre basée sur des statistiques se rapportant : 2° à l'armée d'intérieur (Home Army).

La statistique suivante donne la marche des *maladies vénériennes de toute espèce* dans l'armée entière de la Grande-Bretagne de 1860 à 1896 (consulter le tableau III pour ce qui concerne la syphilis), page 41.

ADMISSIONS A L'HOPITAL

*Pour toutes les formes de maladies vénériennes dans l'Armée
d'Angleterre (Home Army), de 1860 à 1896 (1)*

Année	Proportion o/oo	Année	Proportion o/oo
1861	313	1879	179
1862	299	1880	246
1863	280	1881	246
1864	265	1882	246
1865	252	1883	260
1866	245	1884	271
1867	225	1885	275
1868	254	1886	267
1869	249	1887	253
1870	222	1888	224
1871	301	1889	212
1872	202	1890	212
1873	168	1891	197
1874	146	1892	201
1875	139	1893	195
1876	146	1894	182
1877	153	1895	174
1878	175	1896	158

En suivant le tableau nous voyons que pendant les
six premières années, de 1860 à 1866, il n'y avait pas de
Réglementation et les maladies de toute nature (vénériennes) tombèrent de 313 pour 1000 hommes à 245
pour 1000, ce qui représente une amélioration annuelle
de 14.7 pour 1000 hommes. A ce moment (1866) le premier Acte sur les maladies contagieuses fut voté, et comme
les maladies ne diminuèrent pas autant sous son applica-

---

(1) Extrait du document parlementaire n° 325. Et du département
médical de l'armée, janvier 1896.

tion que ses promoteurs l'avaient espéré, un second Act beaucoup plus rigide fut adopté en 1869 : tous deux restèrent en pleine vigueur pendant seize ans, jusqu'à la fin 1882.

Durant cette période, les maladies vénériennes de toute nature s'étaient élevées à 246 pour 1000, ce qui représente une augmentation annuelle de 1,3 pour 1000 sous l'opération des Acts, au lieu de la diminution annuelle de 14.7 pour 1000 qui avait précédé leur adoption.

En mai 1883, les Acts furent suspendus, et par suite du fait que les troupes revenant d'Égypte étaient infectées dans une grande mesure, la proportion s'éleva à 271 pour 1000 en 1884, et à 275 pour 1000 en 1885. Elle commença alors à diminuer et l'année suivante 1886 les Acts furent entièrement abrogés. L'avant-dernier rapport du gouvernement sur le nombre des maladies concerne l'année 1894 : le chiffre des maladies était alors tombé à 182,4 pour 1000, ce qui pour cette période de neuf années, représente une diminution annuelle de 10,3 pour 1000 après l'abolition des Acts, au lieu de l'augmentation annuelle de 1.5 pour 1000 qui s'était produite pendant les seize années de pleine application des Acts. Enfin, le dernier rapport du gouvernement indique que le chiffre des maladies est tombé à 158 pour 1000 en 1896.

Étudions maintenant ce qui a trait à la *syphilis*. Nous nous y arrêterons plus longuement (consulter d'abord le tableau III.

Lorsque les Acts furent votés en 1866, on fit l'expérience suivante pour juger de leur valeur au point de vue sanitaire :

M. Lawson, inspecteur-général des hôpitaux militaires, fut chargé par la commission d'enquête de la Chambre des Communes de choisir parmi les 130 stations de l'armée territoriale (Home Army), 28 stations dont 14 furent soumises au régime des Acts et les 14 autres restèrent libres. La différence qui en résulterait devait être considérée comme la preuve de l'utilité ou de l'inutilité de leur application (1). Quant à la centaine de stations restantes, elle fut entièrement mise de côté, bien qu'elle embrassât environ 20,000 hommes et comprît de grandes et importantes villes, telles que « Birmingham, Leeds, Newcastle, Nothingam, Yock, etc.

« Par ce choix » les stations les plus saines et celles dans lesquelles l'amélioration était la plus rapide furent placées sous le régime des Acts, et les stations où se trouvait le plus de maladies et où on ne constatait aucune amélioration furent laissées en dehors. Puis on annonça soit dans les rapports de l'année, soit devant la commission que les stations « protégées » avaient à peine la moitié des maladies qu'accusaient les stations « non protégées », et que la différence était due à la seule présence ou absence de Réglementation. Le manque absolu de valeur d'une telle comparaison fut exposé devant la commission officielle (questions et réponses 2854-2858 et 2971-2975, témoignage n° 188).

En effet, que voyons-nous pour les 14 stations régle-

____

(1) Déposition de M. Lawson devant la commission officielle (select committee), 1879-1881.

mentées. Elles furent choisies parmi les camps, ports de mer, arsenaux de marine et ateliers. et cinq places moins importantes des stations restantes. Or, l'état sanitaire de ce groupe de 14 stations s'était amélioré sans interruption pendant les six années qui ont précédé l'adoption des Acts (1), grâce aux bienfaisantes mesures recommandées par la commission de Lord Herbert.

Celui-ci, en 1860, avait suggéré un certain nombre de réformes importantes et pratiques. au point de vue hygiénique, moral, intellectuel et social, qui, précisément, furent appliquées avec un grand soin et avec toute la célérité possible aux ports de mer, aux arsenaux de marine et aux camps. Et ces résultats furent si remarquables qu'avant l'adoption des Acts en 1866, les maladies vénériennes avaient diminué de 38 pour 100 dans les ports de mer, de 29 pour 100 dans les arsenaux de marine, et de 28 pour 100 dans les camps.

Donc. avantage déjà pour les stations réglementées.

Et que choisit-on pour établir une comparaison avec ce premier groupe ? *Londres* (où la situation avait empiré au lieu de s'améliorer). *Dublin* (la pire de toutes les stations), quatre des plus grandes villes manufacturières (Manchester, Preston, Scheffield. Belfast) ayant un chiffre élevé de maladies et où l'amélioration avait été lente. et un arsenal (dockyard). Le nombre de 14 fut complété par quelques-unes des « stations restantes ».

---

(1) Procès-verbaux du « select committee », Chambre des Communes, 1881, questions 2854-2858 et 2971-2975.

Ces 14 stations ne furent pas soumises aux Acts, et les mesures de Lord Herbert continuèrent à y être appliquées avec lenteur et sans profit comme antérieurement (1). Si bien qu'à *Londres* il y eut augmentation de maladies, que *Dublin* fut au dernier rang des stations, et que dans les villes manufacturières, l'amélioration ne fut que de 21 pour 100.

D'ailleurs, voici les données exactes extraites par année des rapports militaires et qui ont été mentionnées dans la déposition du Dr Névins devant la commission officielle de la Chambre des Communes en 1881.

Époque de la mise en rigueur des importantes réformes de Lord Herbert (1860) et degré de leur application :

a) dans les 14 stations ultérieurement réglementées

    1860-1866, avant les Acts. . . . 35

    1867-1878, après — 48

                Total. . . . 83

b) dans 14 stations n'ayant jamais été réglementées

    1860-1866, avant les Acts. . . . 20

    1867-1878, après — 23

                Total 43

Et comme, le fait remarquer le Dr Nevins de Liverpool, « il serait difficile d'imaginer une méthode mieux adaptée à la création d'une comparaison fallacieuse, parce qu'elle

____

(1) Tiré des rapports annuels de l'armée, de 1860 à 1866.

met tous les avantages dans le même plateau de la balance, à savoir du côté des Acts. et tous les désavantages du côté des stations non réglementées. Et ces deux groupes de stations « choisies » furent indiqués dans les rapports militaires comme mettant en évidence les avantages sanitaires résultant des Acts, et des Acts seuls, par la comparaison du chiffre des maladies vénériennes primaires du groupe mal composé et négligé avec celui du groupe hautement favorisé ».

Donc. le fait de comparer la syphilis dans les stations réglementées avec la syphilis dans les stations non réglementées est une méthode dangereuse puisque dans le cas présent : 1° les deux catégories de stations ne sont pas exactement dans les mêmes conditions et 2° on a introduit dans la catégorie des stations non réglementées 4 grands centres de population qui, à eux seuls, ont un tel chiffre de vénériens qu'ils devraient nécessairement faire pencher la balance du côté de la non réglementation (1). La preuve que le choix des stations de contrôle avait été peu judicieux nous est donnée par le tableau VI, qui nous montre que la moyenne des 14 stations choisies comme termes de comparaison ne répond nullement à la moyenne de toutes les stations *non* réglementées. En effet, les 14 stations de contrôle n'ont jamais eu moins de 5.88 pour 1000 hommes séjournant à l'hôpital pour syphilis primaire : le maximum a été de 11,29 pour 1000, tandis que, dans

---

(1) 2ᵉ Discours prononcé à l'Académie royale de Belgique (1887). par le Dʳ Mœller, membre de l'Académie de médecine.

toutes les stations libres réunies, le minimum a été de
4,32 et le maximum n'a jamais dépassé 7,89. Aussi, si
on laisse de côté les quatre grands centres de population
dont nous avons parlé plus haut (Londres, Dublin, Manchester, Scheffield), on remarquera que les vingt stations
réglementées et non réglementées, alternent assez indiffé-
remment lorsqu'on les range par ordre de fréquence des
accidents syphilitiques (voir tableau n° V).

En résumé, le procédé de choix des stations pour l'expérience de la « commission d'enquête » fut mauvais, et
cela, pour les raisons énumérées ci-dessus, de sorte que
nous considérons comme inférieure et illusoire cette PRE-
MIÈRE MÉTHODE qui consiste à mettre en parallèle la situation des stations assujetties à la nouvelle législation avec
celle des stations non réglementées. D'autant plus que,
pour se *mettre à l'abri* de toute erreur possible, il aurait
fallu faire la contre-épreuve, c'est-à-dire appliquer la Réglementation dans les stations qui étaient restées libres et
affranchir de la Réglementation celles qui y avaient été
soumises pendant la première expérience.

Prenons donc une SECONDE MÉTHODE pour étudier les
résultats des Acts réglementant la prostitution en Angleterre. Elle est beaucoup plus rationnelle et plus équitable
que la précédente, comme l'indique le D^r Mœller (1) : elle
consiste à étudier la marche de la syphilis dans les stations
réglementées pendant un certain nombre d'années, c'est-

---

(1) 2e Discours prononcé à l'Académie royale de Bruxelles, par le D^r
MŒLLER, en 1887.

à-dire avant l'introduction de la Réglementation pendant son application et après sa suppression.

Remarquons combien ce procédé est plus sûr que l'autre. En effet dans ces conditions, nous respectons, autant qu'il est possible, les trois unités qu'il faut observer dans toute bonne statistique : l'unité d'objet, puisqu'il s'agit de la même maladie, l'unité de temps, puisque nous examinons l'état des choses année par année, l'unité de lieu, puisque nous restons toujours dans les mêmes localités.

Cependant, pour être tout à fait correct, il faut étudier la marche de la syphilis non seulement dans A *la totalité des stations prises en bloc*, mais encore B *dans chacune de ces stations* : c'est le moyen que nous allons prendre précisément : il permet de se rendre compte de l'influence de certaines causes accidentelles, qui doivent varier d'une localité à l'autre, telles que la sévérité plus ou moins grande apportée à l'exécution des mesures réglementaires, le degré plus ou moins élevé de la moralité publique, les conditions plus ou moins bonnes d'hygiène, les habitudes plus ou moins grandes de propreté corporelle, etc., etc.

Mais auparavant, pour éviter toute équivoque, nous tenons à donner la liste des documents officiels que nous avons étudiés attentivement, ce sont : 1° les rapports officiels du ministère de la guerre (war office) ; 2° rapports de la commission sanitaire de l'armée ; 3° rapports médicaux de l'armée pour 1882 à 1884 (vol. 24, 25, 26) ; 4° les procès-verbaux officiels de la commission chargée par la Chambre des Communes de faire l'enquête sur les résultals des *contagious diseases Acts* : 5° le mémoire du D^r

Maladies vénériennes primaires de 1860 à 1894 dans les 14 stations choisies parmi les 120 stations du Brithisch home army, pour être placées sous le régime de la réglementation

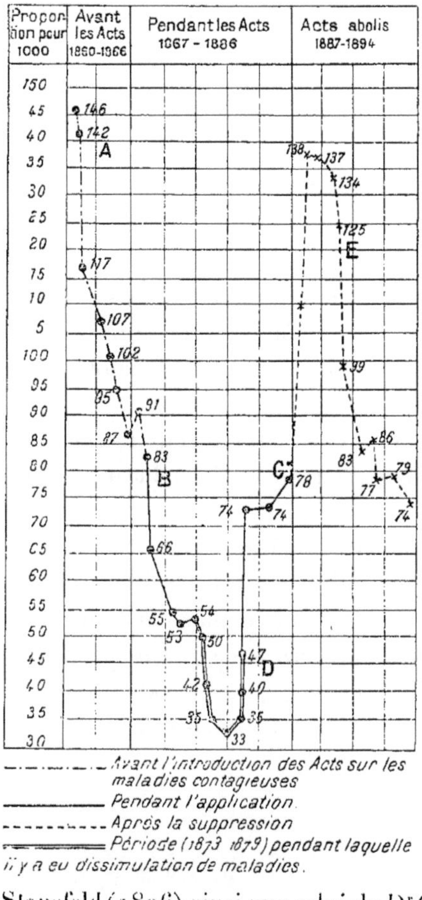

Proportion pour 1000	Avant les Acts 1860-1866	Pendant les Acts 1867 - 1886	Acts abolis 1887-1894

A. Diminution annuelle pendant 6 ans, avant les Acts. 6,7 pour 100.

B. 16 années d'application des Acts.
Point de départ 87 pour 1000.
Point d'arrivée 78 pour 1000.
Diminution annuelle 0,56 pour 100.

C. Importation de nombreuses maladies d'Égypte.

D. 7 années de dissimulation des maladies (chiffres contestés).

E. Diminution de 138 à 74 p. 1000 en 10 ans après l'abolition.
Diminution annuelle 6,4 pour 100.

_ _ _ _ _ _ Avant l'introduction des Acts sur les maladies contagieuses
———— Pendant l'application.
- - - - - - - Après la suppression
══════ Période (1873 1879) pendant laquelle il y a eu dissimulation de maladies.

Stansfeld (1896) ainsi que celui du Dr Chapman (p. 66-67) :

6° les conférences de M. le Dr Birbeck-Nevins de Liverpool, autorité bien connue dans le monde médical, etc., etc.

Enfin, pour faciliter la lecture des tableaux et du graphique expliquons ce que veulent dire les Anglais avec leurs expressions de « *syphilis primaire et secondaire.* »

La syphilis primaire était classée parmi les simples maladies vénériennes par suite de la difficulté de juger d'emblée si l'affection était ou non constitutionnelle. Et cette méthode, une fois introduite, fut maintenue jusqu'au rappel des Acts.

La syphilis secondaire ne fut jamais notée par station, attendu que l'affection primaire pouvait avoir été contractée dans une station et les symptômes secondaires s'être manisfestés dans une autre ; on n'en prit donc note que pour l'ensemble de l'armée.

Ces deux points étant établis, poursuivons l'étude de notre deuxième méthode, en examinant les tableaux et le graphique ci-joints.

Ils vont nous renseigner sur le chiffre des maladies vénériennes pendant l'application des Acts en prenant (A) la *totalité des 14 stations soumises* à la Réglementation.

On voit que les maladies décrurent rapidement pendant 6 ans, tombant de 146 à 87 pour 1 000 avant la mise en vigueur des Acts, soit dans la proportion annuelle de 6,7 pour 100 (1). La même modification s'était

____

(1) « Pour cent » du chiffre primitif élevé des maladies dans la première période au chiffre moins élevé dans la deuxième période.

manifestée dans le chiffre des hommes séjournant à l'hôpital pour syphilis primaire : il était de 10,47 en 1860, et n'était plus que de 6,94 en 1866 (voir tableau n° V). Les Actes furent alors adoptés en 1866 et appliqués au commencement de 1867 : ils demeurèrent en pleine vigueur pendant 16 ans.

Reprenons notre graphique, nous nous sommes arrêtés à l'année 1866. Nous voyons que les maladies continuèrent d'abord à décroître, mais dans une proportion moindre (6,3 pour 100 au lieu de 6,7 pour 100). Puis elles diminuèrent dès l'année 1873 d'une façon tout à fait remarquable pour augmenter ensuite notablement avant l'année 1879.

Pourquoi cette diminution brusque? Voici ce qui, de l'aveu même des défenseurs des Acts, a causé cette modification. En 1873 Lord Cardwell, Ministre de la Guerre, supprima la paye de tout soldat se trouvant à l'hôpital pour maladie vénérienne primaire.

Naturellement les hommes cachèrent leur maladie aux médecins de l'armée et s'adressèrent aux pharmaciens ou à d'autres soldats pour être traités, de sorte qu'une grande réduction *apparente* des maladies eut lieu et se maintint : pendant trois ans dans une proportion deux fois plus forte que ce n'avait été le cas pendant les six années antérieures à la dissimulation.

Au bout de ces trois ans, cependant, en dépit des Acts et de la dissimulation combinés, le chiffre des maladies commença à s'élever rapidement, et ce mouvement se maintint pendant quatre ans, dans la proportion de 22,7 pour 100 par année, jusqu'en 1879, où, après sept ans d'essai, la punition fut supprimée. Et même, jusqu'à cette époque (1879) les rapports de l'armée reproduisirent chaque année cette note (1) : « statistique sans valeur, par suite de la dissolution des maladies. » Depuis 1879, aucun tableau de ce genre ne fut soumis à la Chambre des communes.

Avant de passer aux années postérieures à 1879 nous donnons une statistique des cas de syphilis primaire et secondaire *pour toute l'armée anglaise:* nous observons que l'amélioration constatée pendant l'application des Acts ne peut pas être attribuée à ceux-ci, puisqu'elle leur est antérieure.

En effet, la proportion de ces affections était de 130,80 et de 31.30 en 1860 : elle n'est plus que de 78,77 et 23,39 en 1866 (voir tableau n° 3), la suite de ce tableau se comprend, il se rapporte à ce que nous avons déjà dit concernant le tableau de toutes les maladies vénériennes.

Revenons à l'année 1879 (27 novembre) date de la suspension de *l'ordre Cardwell* et suivons toujours sur le graphique. Nous voyons que les maladies vénériennes primaires commencèrent à augmenter et leur mouvement ascensionnel continua jusqu'en 1883.

Il en résulte qu'après seize années du régime des *Acts.* les maladies vénériennes primaires n'étaient que de 9 pour 1,000 moindres qu'en 1866. avant que les Acts existassent, ce qui ramène pour toute la période la proportion de l'amélioration annuelle à 0,65 pour 100, tandis

---

1) *Army medical Reports.* p. 13, in october 1873.

qu'elle avait été de 6,7 pour 100 pendant les six années qui ont précédé les Acts.

Dans le milieu de 1883, la visite périodique obligatoire des femmes qui était l'essence du système fut suspendue par une résolution de la Chambre des communes; immédiatement on constata une augmentation de maladies très rapide, qui se manifesta jusqu'en automne de l'année suivante (1884): à partir de ce moment, les maladies entrèrent dans une phase décroissante. Cette augmentation considérable et soudaine fut une cause d'alarme pour beaucoup de membres du Parlement, qui l'attribuèrent, avec une apparente vraisemblance, à la suspension des Acts.

Toutefois, le secrétaire d'État pour la guerre (marquis de Hartington) exprima dans la Chambre des communes l'opinion que la cause de cet accroissement subit de maladies devait être cherchée dans le retour des troupes d'*Égypte*, qui se trouvaient très contaminées. Et les rapports subséquents de l'armée (1883 et 1884) établirent le bien-fondé de cette explication, car une bonne partie de ces troupes s'était arrêtée à *Malte* et à *Gibraltar*, tandis que le reste était revenu en Angleterre. Or, *Malte* et *Gibraltar* avaient toujours été et se trouvaient encore soumises au régime des Acts sur les maladies contagieuses strictement appliqués, et cependant on constata un accroissement de maladies qui ne fut pas moindre de 98 pour 100 sur 1882 à *Gibraltar*, et de 76 pour 100 à *Malte*, tandis qu'il n'avait été que de 42 pour 100 en Angleterre.

Cet état persista dans les trois contrées jusqu'en automne 1884, où la cause qui l'avait fait naître ayant cessé

d'exister, les maladies commencèrent à décroître (1).
Et le D' Laborde ajoute dans son mémoire à l'Académie :
« quant à nous, nous ne songeons pas à chercher d'autre
raison de cet accroissement passager qu'à la suspension
elle-même. Il n'est douteux que si une Réglementation
stricte vient tout à coup à être supprimée, il doit s'en-
suivre une augmentation temporaire de maladies. Ceci
concorde absolument avec l'idée que nous nous faisons
de la Réglementation, dont l'existence a une influence
morale délétère, parce que le soin qu'on prend de mettre
à la disposition des soldats une catégorie de femmes pro-
voque un accroissement de rapports sexuels, et qu'il est
dans la nature des choses que les habitudes ainsi con-
tractées et la croyance à l'immunité (bien qu'illusoire) ne
disparaissent pas sur-le-champ. Nous avons toujours
affirmé que la suppression du régime de la Réglementation
serait accompagnée d'une aggravation temporaire, mais
que celle-ci serait suivie d'une amélioration, et les faits
ont justifié nos pronostics.

Les Acts furent totalement rappelés en 1886 et dans
la période de cinq années qui a suivi (de 1884 à 1889) il
y a une diminution constante de maladies vénériennes
primaires dans les 14 stations placées autrefois sous le régime protecteur des Acts : cette diminution est de 7,8
pour 100 par année, au lieu de l'accroissement annuel
de 22,7 pour 100 qui avait été observé durant les sept
dernières années de leur opération.

---

(1) Observation du D' NEVINS, de Liverpool.

DECK.   3

Bien plus, nous voyons par le graphique cette décroissance rapide se continuer progressivement jusqu'en 1894 dans les proportions suivantes :

Dès 1885, la moyenne commence à s'abaisser d'une façon continue, de telle sorte que le chiffre tombe de 138 pour 1000 en 1884 à 74 pour 1000 en 1894, ce qui correspond à une diminution annuelle de 6,4 pour 100 pendant une période consécutive de dix ans de nouveau en l'absence des Acts, au lieu de la petite diminution de 0,56 constatée pendant leur opération.

B. Si maintenant nous étudions la marche de la syphilis primaire *dans chacune des 14 stations soumises aux Acts*, nous notons une constatation tout à fait défavorable à l'efficacité de ces mesures législatives. Comparons en effet la situation pendant les dernières années de l'application de cette Réglementation (1880-1882) avec les premières années de son introduction (1870-1872), nous remarquerons que les conditions sanitaires sont moins bonnes à la première période qu'à la seconde. Et, en effet, le tableau n° 1 nous montre que pour chacune des stations le chiffre des accidents syphilitiques primaires a subi les augmentations suivantes :

À Devenport	4,8 pour 100
Portsmouth	47 —
Chattam	21,7 —
Woolvich	24,2 —
Aldershot	42,8 —
Windsor	59,3 —
Thorncliffe	3,7 —
Colchester	46,5 —
Winchester	10,9 —
Douvres	25,7 —
Cork	3,2 —
Cunagh	90,8 —

Il n'y a que les deux petites stations de Canterbury et de Maidstone où on observe une diminution respective de 7.7 et 18 pour 100.

Nous ne pouvons entrer dans les détails concernant chaque ville en particulier. il suffit de s'en rapporter aux tableaux ci-joints pour constater que les stations réglementées ont donné des résultats ou non.

Remarquons cependant avec le Dr Nevins, de Liverpool, que la surveillance de quelques stations a été favorable à la diminution des maladies vénériennes. Cela tient principalement à la création d'hôpitaux spéciaux pour les femmes après la promulgation des Acts en 1866, exemple pour les villes de *Curragh. Douvres* et *Maidstone*. Il n'est pas étonnant dès lors qu'il y eût beaucoup de cas de maladie lorsqu'il n'existait pas de possibilité de traitement, et que le nombre de cas ait diminué dès qu'un hôpital a été construit, et qu'un traitement a été possible.

Enfin. l'observation qui va suivre démontre bien que le résultat des mesures sanitaires dépend moins de leur application coercitive que du caractère des soldats et de la moralité des chefs.

Le camp d'*Aldershot* comprenant environ 12,000 hommes est occupé par de nombreux bataillons d'environ 600 hommes chacun. Durant une visite d'inspection qui dura plusieurs mois, le Dr Lawson trouva que le chiffre des maladies vénériennes dans un bataillon n'était que de 23 pour 1000 hommes ; dans un autre, il était de 42 pour 1000 ; dans un troisième de 84 pour 1000 ; dans un quatrième de 114 pour 1000 : dans un cinquième il atteignait le maximum de 142 pour 1000, et cependant ces divers bataillons étaient dans un milieu et dans des conditions absolument identiques, ils étaient tous soumis au régime de la Réglementation. Quelle part d'influence au point de vue sanitaire peut-on attribuer à la Réglementation lorsqu'on observe au même moment et dans le même lieu une moyenne de 23 malades pour 1000 dans un bataillon et une moyenne six fois plus forte (142 pour 1000) dans un autre ?

Appelé par le « *War office* » à témoigner devant la commission officielle (select Committee) en faveur des *Acts* sur les maladies contagieuses, le Dr Lawson ne put donner d'autre explication de cette extraordinaire constatation que la différence dans la conduite des soldats et les habitudes traditionnelles du bataillon (questions et réponses, 406 à 416, procès-verbal de 1879). L'influence de la présence ou de l'absence de Réglementation est certainement insignifiante en comparaison de la conduite des hommes quant au chiffre des maladies vénériennes dans l'armée. Le Dr Lawson était de beaucoup le témoin médical le plus capable et le plus digne de confiance qui ait été appelé par le gouvernement en faveur de la Réglementation, ce qui donne à sa déclaration une importance exceptionnelle.

N'est-il pas permis de conclure, après ces remarques, que les Acts réglementant la prostitution n'ont pas exercé d'influence appréciable sur la fréquence des maladies vénériennes dans les stations où on les a appliquées ? Et nous pouvons noter les particularités principales suivantes :

1° La diminution graduelle et continue de ces maladies déjà avant l'introduction des Acts en 1866 ;

2° Cette diminution remplacée par une augmentation, avant la suspension de cette Réglementation, c'est-à-dire dès 1876 ;

3° L'influence de l'ordre de Lord Cardwell, ministre de la Guerre en 1873, ordre qui punissait tous les soldats convaincus d'être atteints de maladies vénériennes. Cet ordre a produit une diminution apparente de la fréquence de la syphilis, parce que les militaires dissimulaient leur mal autant qu'ils le pouvaient : et c'est surtout après la suppression de cette malencontreuse mesure que nous voyons la proportion des syphilitiques s'élever rapidement (1879) ;

4° La cause de l'élévation subite des maladies syphilitiques par suite du retour des troupes d'Égypte fortement infectées (1884), coïncidant avec la suspension de la visite obligatoire des femmes (1883) ;

5° La suspension totale des Acts en 1886 et la diminution constante de la syphilis depuis cette époque jusqu'à l'année 1896 coïncidant avec l'initiative prise par les autorités d'améliorer la condition morale des soldats, de leur fournir des occupations et des récréations plus saines et de les placer dans de meilleures conditions physiques et intellectuelles, comme nous l'observerons pour les *Indes,* l'influence des officiers et leur degré de moralité, la sollicitude des médecins militaires pour les soldats, etc.

I. Tableau statistique des admissions à l'hôpital, pour syphilis primaire, dans 14 stations soumises aux Actes et dans 14 stations libres, calculées dans la proportion sur 1000 hommes.

STATIONS soumises aux Actes	ADMISSIONS A L'HÔPITAL POUR SYPHILIS PRIMAIRE: PROPORTION POUR 1000 HOMMES																	
	1867	1868	1869	1870	1871	1872	1873	1874	1875	1876	1877	1878	1879	1880	1881	1882	1883	1884
Devenport et Plymouth	76	66	74	58	50	59	37	36	29	27	28	34	33	50	51	74	121	132
Portsmouth	116	86	64	51	41	40	44	48	30	27	27	15	37	76	57	61	91	138
Chatham et Sheerness	71	63	40	47	65	49	41	33	17	33	43	49	51	62	63	71	84	141
Woolwich	88	46	52	43	58	60	60	47	59	44	49	38	44	73	63	64	87	132
Aldershot	81	77	63	67	65	62	73	52	46	47	46	53	56	74	100	115	158	188
Windsor	58	136	93	67	78	96	84	63	41	41	80	39	46	106	163	115	81	67
Shorncliffe	42	77	60	100	30	33	21	14	18	33	21	41	68	86	34	49	94	91
Colchester	145	182	85	42	32	55	42	20	32	30	52	19	37	43	85	61	118	145
Winchester	52	104	101	61	29	57	27	38	27	20	18	38	43	45	52	66	57	67
Donvres	132	111	80	30	24	47	38	37	27	30	19	31	36	49	50	48	63	77
Canterbury	119	114	45	152	38	43	20	36	12	27	19	27	34	75	86	54	77	122
Maidstone	242	122	128	68	44	57	59	66	7	28	34	7	19	43	45	50	24	51
Cork	72	61	73	18	55	62	61	26	21	31	16	36	39	72	53	66	85	93
Cunagh	104	85	88	56	35	50	30	46	35	18	38	54	77	124	63	82	136	144

STATIONS LIBRES	ADMISSIONS A L'HOPITAL POUR SYPHILIS PRIMAIRE : PROPORTION POUR 1000 HOMMES																	
	1867	1868	1869	1870	1871	1872	1873	1874	1875	1876	1877	1878	1879	1880	1881	1882	1883	1884
Ile de Wight	59	103	129	64	66	57	37	89	89	54	51	50	56	69	74	123	114	55
Londres	163	148	144	160	190	199	185	179	187	146	166	250	173	225	319	184	256	168
Warley	74	93	61	55	57	66	22	32	37	51	59	140	120	67	121	170	171	159
Hounslow	62	106	85	88	45	90	67	68	24	75	48	40	19	117	121	64	75	90
Pembroke-Dock	28	35	51	54	28	27	25	21	31	29	16	12	15	64	96	70	94	83
Sheffield	163	107	146	77	136	98	71	49	87	119	64	96	132	154	279	263	181	212
Manchester	177	115	160	92	70	98	91	106	89	113	131	205	205	232	238	287	265	244
Preston	87	87	172	134	75	114	123	97	57	77	77	73	57	98	104	69	55	86
Edimbourg	63	46	60	99	69	43	44	25	27	89	47	72	80	75	94	102	97	108
Fermoy	70	47	116	89	33	56	31	10	12	31	29	26	33	94	84	69	61	71
Limerick	117	114	54	136	57	100	78	58	25	47	75	85	28	62	143	81	114	56
Athlone	85	38	42	44	47	14	14	8	10	8	35	29	15	49	36	15	13	31
Dublin	129	139	180	128	117	165	136	95	73	79	103	154	117	216	259	304	265	260
Belfast	89	56	52	43	61	78	103	64	44	57	43	66	134	273	183	131	166	146

II. Tableau statistique des admissions à l'hôpital pour affections syphilitiques primaires et gonorrhée dans les 14 stations soumises et dans 14 stations libres de 1860 á 1884.

ANNÉES	14 STATIONS SOUMISES AUX ACTS					14 STATIONS LIBRES				
	Force du contingent militaire	Admissions à l'hôpital pour syphilis primaire	Admissions à l'hôpital pour gonorrhée	PROPORT. par 1000 hab. Syphilis primaire	Gonorrhée	Force du contingent militaire	Admissions à l'hôpital pour syphilis primaire	Admissions à l'hôpital pour gonorrhée	PROPORT. par 1000 hab Syphilis primaire	Gonorrhée
1860	57,459	8.405	7.966	146	139	17.118	2.392	2.374	134	139
1861	51,328	7.267	7.133	142	139	17.126	2.049	2.023	120	118
1862	45,322	5.314	6.283	117	139	15.026	1.500	2.070	100	138
1863	43,419	4.653	5.202	107	120	15.132	1.612	1.816	107	120
1864	40,694	4.135	4.803	102	118	14.894	1.647	1.636	111	110
1865	43,078	4.077	4.937	95	115	14.091	1.418	1.968	101	140
1866	39.476	3.444	4.573	87	116	14.595	1.154	1.663	79	114
1867	39.911	3.640	5.274	91	132	20.589	2.372	2.670	115	130
1868	42.595	3.533	5.685	83	133	19.486	2.130	2.236	109	115
1869	42.017	2.765	4.466	66	106	17.739	2.273	1.858	128	105
1870	41,580	2.268	4.081	55	98	17.852	2.022	1.723	113	96
1871	54.096	2.763	6.254	51	116	19.957	1.865	2.137	93	107
1872	50,794	2.752	5.280	54	104	19.950	2.457	2.113	123	106
1873	48.039	2.420	3.946	50	82	19.801	2.025	1.888	102	95
1874	48,136	2.039	2.968	42	62	18.879	1.661	1.450	88	77
1875	48.606	1.717	2.825	35	58	19.573	1.552	1.405	79	72
1876	48.620	1.622	3.302	33	68	18.790	1.554	1.677	82	89
1877	52.422	1.809	3.585	35	68	19.076	1.730	2.234	91	117
1878	55,813	2.235	4.352	40	78	20.749	2.723	2.508	131	121
1879	42,646	2.005	2.939	47	69	18.058	1.943	1.719	108	95
1880	44,026	3.280	4.387	74	100	18.054	3.010	2.305	167	128
1881	39.558	2.920	3.821	74	97	19.643	3.559	2.463	181	122
1882	41.783	3.275	4.199	78	100	19.449	3.481	2.618	179	135
1883	38.089	4.172	3.788	110	99	18.374	3.441	2.443	188	134
1884	37.859	5.235	2.818	138	101	18.635	2.980	2.542	160	136

III. Tableau statistique indiquant les proportions de syphilis primaire et secondaire, pour l'armée anglaise, de 1860 à 1894.

ANNÉES	Admissions pour syphilis primaire proportion par 1000.	Admissions pour syphilis secondaire proportion par 1000	ANNÉES	Admissions pour syphilis primaire proportion par 1000	Admissions pour syphilis secondaire proportion par 1000
1860	130,80	31,30	1878	64,70	26,64
1861	119,17	31,26	1879	63,04	29,00
1862	102,21	32,91	1880	95,08	30,05
1863	100,69	34,19	1881	101,04	30,07
1864	90,57	32,99	1882	102,00	27,08
1865	85,04	27,81	1883	116,05	28,05
1866	78,77	23,39	1884	125,02	30,01
1867	86,55	26,26	1885	127,04	26,08
1868	80,26	30,39	1886	118,08	33,05
1869	78,72	26,22	1887	107,03	42,06
1870	68,51	25,01	1888	93,01	40,03
1871	59,48	20,30	1889	83,05	35,07
1872	68,94	24,26	1890	85,07	37,03
1873	62,43	23,19	1891	77,01	35,02
1874	52,00	24,00	1892	79,01	33,08
1875	45,90	28,70	1893	74,05	31,08
1876	46,00	27,40	1894	68,05	34,08
1877	45,90	23,78			

Ce tableau montre que, pour toute l'armée comme dans les quatorze stations soumises aux Acts, il existait une amélioration pour la syphilis déjà avant les Acts ; cette amélioration ne s'est accentuée qu'après 1873, sous le régime de l'ordre de lord Cardwell ; mais dès 1878, on voit déjà l'augmentation se produire pour diminuer depuis 1886.

IV. Tableau statistique indiquant le nombre d'hommes ayant séjourné à l'hôpital, pour accidents syphilitiques primaires, dans les 14 stations soumises aux Acts et les 14 stations libres de 1870-1884.

| ANNÉES | STATIONS SOUMISES AUX ACTS | | | STATIONS LIBRES (1) | | |
	Force du contingent	Hommes séjournant à l'hôpital	Proportion par 1000 hommes	Force du contingent	Hommes séjournant à l'hôpital	Proportion par 1000 hommes
1860	57,479	602	10,47	40,224	341	8,48
1861	51,328	512	9,98	37,627	321	8,53
1862	45,322	384	8,47	32,851	252	7,67
1863	43,419	336	7,76	32,526	247	7,59
1864	40,694	311	7,64	32,558	232	7,13
1865	43,078	298	6,92	29,921	211	7,05
1866	39,476	256	6,94	30,816	204	6,62
1867	39,911	275	6,89	33,509	229	6,83
1868	42,595	260	6,10	35,666	261	7,32
1869	42,017	232	5,52	31,747	279	8,79
1870	41,580	186	4,47	33,734	247	7,32
1871	54,096	211	3,90	38,571	260	6,74
1872	50,794	232	4,57	41,424	327	7,89
1873	48,039	216	4,50	40,918	259	6,33
1874	48,136	150	3,12	38,701	196	5,06
1875	48,606	125	2,57	39,541	171	4,32
1876	48,620	120	2,47	38,073	168	4,41
1877	52,422	137	2,61	39,721	181	4,56
1878	55,813	162	2,90	45,316	283	6,25
1879	42,646	154	3,61	18,058	149	8,25
1880	44,026	252	5,72	18,054	218	12,07
1881	39,558	218	5,51	19,643	276	14,05
1882	41,783	272	6,51	19,449	244	12,54
1883	38,089	330	8,66	18,274	289	15,81
1884	37,859	470	12,41	18,635	261	14,01

(1) Nous avons dû diviser les stations libres en deux séries : la première, de 1860 à 1878, comprend *toutes* les stations non soumises aux Acts ; la deuxième, de 1879 à 1884, comprend seulement les 14 stations libres, choisies par le comité de la Chambre des communes pour servir de point de comparaison avec les 14 stations assujetties à la réglementation.

V. Tableau de comparaison entre les 28 stations pour la syphilis primaire (1867-1877).

Proportion par 1000 hommes	Stations soumises aux Acts	Stations libres	Proportion par 1000 hommes	Stations soumises aux Acts	Stations libres
30,4		Athlone	55,1		Warley
30,9		Pembroke-Dock	60,3	Aldershot	
34,1	Shorncliffe		62,1		Belfast
45,7	Chatham		63,4	Co'chester	
46,1	Cork		66,7		Hounslow
46,4	Plymouth		72,1		Ile de Wight
46,9		Fezmoy	76,6	Windsor	
47,3	Winchester		77,8		Limerick
49,8	Douvres		90,6	Maidstone	
50,3	Portsmouth		99,3		Preston
51,0	Cunagh		99,8		Sheffield
	Canterbury		102,3		Manchester
52,5	Woolwich		123,5		Dublin
54,9		Edimbourg	170,3		Londres

VI. Tableau comparatif de toutes les stations non soumises aux Actes et des 14 stations libres, choisies par le comité de la Chambre des communes pour servir de parallèle avec les 14 stations assujetties aux Actes.

ANNÉES	TOUTES LES STATIONS NON SOUMISES AUX ACTS			14 STATIONS LIBRES CHOISIES PAR LE COMITÉ		
	Force du contingent	Hommes séjournant à l'hôpital syphilis primaire	Proportion par 1000 hommes	Force du contingent	Hommes séjournant à l'hôpital, syphilis primaire	Proportion par 1000 hommes
1870	33,734	347	7,32	17,852	174	9,74
1871	38,571	360	6,74	19,957	161	8,07
1872	41,434	327	7,89	19,950	235	11,39
1873	40,918	259	6,33	19,801	175	3,86
1874	38,701	196	5,06	18,879	130	6,89
1875	39,541	171	4,32	19,573	115	5,88
1876	38,073	168	4,41	18,790	112	5,94
1877	39,721	181	4,56	19,076	119	6,23
1878	45,316	283	6,25	20,749	185	8,90

2° Aux Indes.

Après avoir étudié les maladies vénériennes dans la Grande-Bretagne, et démontré leur diminution progressive depuis la suppression de toute Réglementation en 1886 il est intéressant de comparer ce qui s'est passé aux Indes, où les troupes anglaises comptent environ 60.000 hommes.

Nous allons voir par les statistiques qui vont suivre, que la maladie *s'est accrue* dans l'armée de l'Inde avec une très grande régularité, et que cet accroissement s'est poursuivi tout à fait indépendamment du régime de la Réglementation et sensiblement dans les mêmes proportions que ce système ait été ou non en vigueur.

Ce point étant établi, nous verrons s'il n'y a pas lieu de chercher d'*autres causes* que le rappel des Acts pour expliquer l'accroissement des maladies.

Voici, en effet, les *chiffres d'admissions à l'hôpital* dans *l'Inde*, pour les maladies vénériennes de toute nature, par mille hommes, depuis 1872 :

Année	Proportion 0/00	Année	Proportion 0/00
1872.	191	1885.	343
1873.	182	1886.	386
1874.	207	1887.	361
1875.	213	1888.	372
1876.	203	1889.	481
1877.	224	1890.	504
1878.	292	1891.	401
1879.	253	1892.	410
1880.	249	1893.	466
1881.	260	1894.	514
1882.	265	1895.	522
1883.	271	1896.	497
1884.	293		

Nous reproduisons les chiffres depuis 1872, parce que c'est cette année-là qu'une statistique totale pour toute l'armée de l'Inde a été publiée pour la première fois.

Cette étude de l'*Inde* est tellement entourée de difficultés, à cause des nombreuses dépêches échangées entre le Vice-Roi, le Conseil de l'Inde et le Gouvernement anglais (1), à cause aussi des procédés douteux de Lord Hamilton (2), que, pour présenter la question d'une façon nette et compréhensible, nous croyons bien faire en citant une partie du discours prononcé par M. Laborde à l'Académie de Médecine, le 29 mars dernier :

Nous y ajouterons quelques particularités.

Ainsi que le montrent les chiffres déjà citées, dit-il, l'augmentation des maladies y a été continuelle depuis plusieurs années.

Pour apprécier ces chiffres, nous devons faire remarquer que, longtemps *avant* 1872, et jusqu'à 1884 le régime de la Réglementation n'a pas cessé d'exister et d'être pleinement appliqué dans l'Inde. Or, les admissions à l'hôpital s'y sont élevées graduellement, comme on le voit, de 191 à 293.

En 1885, les résultats de ce régime furent considérés comme si mauvais, qu'un certain nombre d'hôpitaux spéciaux pour prostituées (*Lock hospitals*) furent fermés à

____

(1) Documents parlementaires n° 200.

(2) Lord Hamilton, dans sa correspondance avec le gouvernement de l'Inde, propose un ensemble de dispositions qui semblent vouloir ramener le régime de la Réglementation, quoiqu'il prétende le contraire. *Bulletin Continental*, octobre 1898.

titre d'expériences jusqu'au commencement de 1887, de sorte que les chiffres de 1885 et de 1886 ont été obtenus sous ce qu'on peut appeler un système modifié, dans lequel aucun traitement hospitalier n'était organisé pour les femmes. Les adversaires du régime des Acts sur les maladies contagieuses ne se sont, cela va sans dire, jamais opposés à des mesures propres à assurer le traitement hospitalier des femmes : tout ce que nous avons soutenu, c'est que *ce traitement doit être volontaire* (1). Les chiffres de 1887, cependant, qui n'étaient pas moindres de 361, furent atteints sous le régime complètement appliqué, avec service hospitalier pour les femmes, qui étaient soumises *de force* au traitement, de la façon la plus sévère. Pendant tout le cours des années 1885 à 1888, de grands efforts furent tentés par les autorités pour assurer et procurer aux soldats des femmes en plus grand nombre et offrant plus de charmes (*more attractive*) (2), mais cela sans bénéfice apparent quant aux maladies. La circulaire émanant du commandant en chef de l'armée pour atteindre ce but, et les procédés qu'elle impliquait produisirent un tel effet sur la Chambre des communes, que, prenant également en considération l'échec complet du système, le Parlement ordonna la cessation de la visite forcée des femmes par une résolution en date du 5 juin 1888. Cette résolution ne fut que partiellement suivie d'effet, et depuis 1890, un état de choses des plus irréguliers a existé

---

(1) Conclusions du rapport du Vice-Roi et du Conseil de l'Inde. p. 76. Document parlementaire n° 200.

(2) Circulaire officielle (juin 1886).

dans les cantonnements de l'Inde. Il fut établi en 1893,
par une commission spéciale (*Departmental Comittee*),
que le système du traitement forcé était encore très largement en vigueur (1).

On voit, par conséquent, que tandis que jusqu'en 1885
il existait dans l'Inde un système de Réglementation uniformément et franchement appliqué à tout l'ensemble de
l'armée, depuis cette année-là un état de confusion lui a
succédé dans cette colonie, où le régime de la Réglementation et même de réquisitions pour la prostitution, a parfois prévalu, tandis que d'autres fois prévalait un système
de *laissez faire* plus ou moins absolu. Nous n'avons pas
de peine à admettre qu'il ne pourrait guère exister de circonstances plus défavorables à une diminution de maladies : et nous supposons que si, dans l'armée de l'Inde,
le système de l'abolition avait été poursuivi et accompagné d'efforts pour relever le niveau moral du soldat et
de son entourage dans les baraquements, le témoignage
des chiffres doit nous porter à croire que les mêmes résultats de décroissance de la maladie se seraient produits
dans l'Inde comme ils se sont manifestement produits
dans l'armée territoriale (*Home Army*) de l'Angleterre, où
de semblables conditions ont prévalu depuis que les Acts
sur les maladies contagieuses y ont été rappelés en 1886.

Donc, les maladies vénériennes ont été toujours en
augmentant dans les Indes, soit pendant l'application des
Acts, soit après leur suppression. Dans ces conditions il

---

(1) Motion de Mc Laren.

est difficile de tirer des conclusions pour ou contre la Réglementation.

Un point intéressant à signaler, c'est que tandis que les soldats européens présentent un grand nombre de vénériens, de 191 pour 1000 en 1872 à 481 en 1889 et 497 en 1896, le chiffre de ces mêmes maladies est extrêmement réduit dans les troupes *indigènes*. La classe des femmes auxquelles s'adressent les soldats indiens est-elle la même que celle des soldats anglais ? L'usage de l'alcool, de l'opium, de la viande, l'intempérance habituelle de l'Européen dans les pays chauds, les religions et mœurs différentes influent-ils sur ce résultat sanitaire ? Nulle enquête n'a été faite à ce sujet (1).

Remarquons encore un autre point intéressant, ce sont les variations considérables dans la santé de deux régiments se produisant dans le même camp et à la même époque.

Ainsi par les tableaux qui vont suivre, on peut constater les écarts qui se produisent dans différentes stations :

Dans tel régiment, par exemple, le chiffre des maladies est trente fois plus élevé que dans tel autre durant la même année. Et l'on peut suivre par les statistiques officielles le cours des maladies dans un régiment, de sorte que lorsqu'un régiment jouit d'une bonne réputation, est commandé par des officiers qui ont souci de leurs hommes et se compose de soldats qui regardent comme une

---

(1) L. Fiaux. *Progrès médical*, 2 avril 1898.

Aug. DE Morsier. Le relèvement social, 1er mai 1898.

disgrâce d'être rendus incapables de remplir leurs devoirs
par suite de ces maladies, on peut remarquer que quand
ce régiment se déplace d'une station à une autre, il con-
serve partout une faible moyenne de maladies, tandis que
d'autres régiments dont la réputation est mauvaise con-
servent, en se déplaçant de lieu en lieu, leur chiffre élevé
de maladies.

Or, telle *station* n'a pas moins du double ou du triple
de maladies vénériennes qu'en compte tel autre.

Ainsi, lorsque le *régime de la Réglementation était en
pleine vigueur dans l'Inde,* le rapport sur « la marche des
hôpitaux spéciaux dans l'Inde du Nord-Ouest et l'Ouest »
pour 1886 indique les variations suivantes :

		PROPORTION POUR MILLE
Dans 4 stations.	. . . .	203
Dans 3 stations.	. . . .	263
Dans 4 stations.	. . . . . .	402
Dans 3 stations.	. . . . . .	546

Ces variations de station à station et de régiment à
régiment sont beaucoup plus considérables que celles
qu'on observe dans certaines localités ou à certaines périodes, lors de l'existence ou pendant l'absence du régime
de la Réglementation.

Les mêmes énormes variations entre stations différentes se produisent encore maintenant, et dans le tout
dernier rapport du gouvernement nous trouvons ce qui
suit :

En divisant l'*Inde* entre les quatre grands comman-
dements qui comprennent approximativement un nombre
égal de troupes, on a en 1895 :

DECK.   4

	NOMBRE TOTAL DES SOLDATS	ADMISSIONS POUR MILLE
Bengale.	22,259	605
Punjab.	19,733	419
Madras.	13,472	531
Bombay.	15,622	527

Il est évident que les variations dans ces grandes divisions qui, en ce qui concerne l'existence ou la non existence de la Réglementation, sont exactement dans les mêmes conditions, sont tout aussi considérables que celles qu'on observe dans l'ensemble de l'armée dans les années de Réglementation et de non Réglementation. Cela montre clairement que la présence ou l'absence de la Réglementation est tout au plus une cause accessoire d'influence dans la proportion des maladies.

Voyons maintenant quelles peuvent-être les *causes* d'un pareil état de choses. Nous en trouvons quelques-unes indiquées au « mémorandum de la Commission sanitaire de l'Inde (1) ».

1° Dans chaque cantonnement de l'Inde, le voisinage des lignes européennes est fréquenté, à la tombée de la nuit, par des femmes, lesquelles, bien que n'étant pas des prostituées de profession, sont disposées à se prostituer pour une somme encore plus minime que celle que prélèvent les courtisanes régulières. Or, il a été pratiquement impossible d'arriver à soumettre ces femmes à l'enregistrement et à la visite périodique ;

---

(1) Correspondance de lord KIMBERLEY, secrétaire d'État pour les Indes, avec le gouvernement de l'Inde, au sujet des rapports de la Commission départementale de l'*India office* (1er mars 1894).

2° Les mesures sanitaires (Acts) prises s'appliquaient exclusivement aux femmes ; les hommes en étaient exceptés, et il n'y a guère de doute, surtout lorsque le nombre des femmes disponibles était faible, soit parce qu'il y en avait beaucoup à l'hôpital, soit pour d'autres motifs, que l'état des hommes ne constitue aussi un élément important dans le problème ;

3° Le nombre insuffisant d'hôpitaux spéciaux *volontaires* pour les femmes et la population civile en général.

Et la commission conclut en formant le désir que les pouvoirs des officiers fussent étendus dans la mesure du possible, afin de leur permettre de diminuer les tentations des soldats en empêchant par exemple les femmes (le plus souvent contaminées) de s'approcher des lignes à la tombée de la nuit, ainsi qu'en interdisant l'accès des lieux où il y a motif de croire que les soldats ont contracté des maladies vénériennes (1).

On devrait en outre, dit-elle, pourvoir de dispensaires et de lits d'hôpitaux, non seulement les « Locks Hospitals » actuels, mais aussi les hôpitaux civils. Un pareil système d'assistance, basé sur le terrain de l'humanité commune et *sans contrainte,* offrant au peuple des moyens de traitement et ne lui paraissant pas créé pour le bénéfice d'une classe spéciale qui n'est pas du tout native (la troupe) renfermerait plus d'éléments de succès final qu'au-

---

(1) Cette opinion a été exprimée aussi par le Pr Fournier, en 1888, à l'Académie, concernant la France, naturellement.

cun système de « Lock Hospital » avec traitement forcé (1).

Lorsque des efforts sérieux dans cette direction auront été poursuivis d'une façon persistante, et qu'on aura pris des mesures curatives spéciales, nécessitées par la suppression de la Réglementation dans les Indes depuis 1890, alors on sera mieux placé pour examiner à nouveau cette question de l'Inde qui ne donne satisfaction ni au système réglementé, ni au système abolitionniste.

3° Dans les autres colonies de la Grande-Bretagne.

Autres dépendances de la couronne anglaise indiquées dans les rapports du War office *à la chambre des députés par* M. JEFFREYS (2) (1894-1896).

Ce sont *Gibraltar, Malte, Chypre,* le *Canada,* les *Bermudes,* les *Indes-Orientales* (y compris la *Jamaïque*), l'*Afrique du Sud* et *Sainte-Hélène,* l'*île Maurice,* l'*île de Ceylan,* la *Chine* et l'établissement des Détroits (strait settlement).

En les examinant sous les rapports des maladies véné-

---

(1) Rapport du Vice-Roi et du Conseil de l'Inde, p. 76. Document parlementaire n° 200, 1883.

(2) Ces rapports ne se limitent pas d'une manière absolue aux dépendances de la couronne (c'est-à-dire administrées directement par le Gouvernement anglais), car l'Égypte n'en est pas une, et le Canada ainsi que l'Afrique du sud sont des colonies qui s'administrent elles-mêmes (Self-governing colonies.)

riennes et de la syphilis, il en ressort quelques remarques générales qui rendront inutiles de longs détails particuliers.

Sauf les *Indes* toutes ont des garnisons comparativement peu nombreuses, allant de *Gibraltar* et *Malte* avec 4,500 et 6,000 hommes (qui sont les plus importantes) aux *îles Maurice* et de *Chypre* avec 400 et 600 hommes seulement. Elles sont par conséquent sujettes à des variations dans le nombre des maladies, qui peuvent se manifester lors de la venue d'un régiment moral ou dissolu. De fait, les fluctuations sont parfois exceptionnellement considérables — même excessives. Toutes ces stations, sauf le *Canada* et l'*île Maurice*, ont été sous le régime de la Réglementation, qui y a été ensuite aboli. Les deux périodes figurent dans les rapports demandés par M. Jeffreys, ce qui permet une comparaison quant à l'influence sanitaire de l'abolition de la Réglementation : et c'est précisément ce motif qui a engagé M. Jeffreys à réclamer ces rapports.

Voici un bref résumé des faits observés dans chaque garnison :

Gibraltar. — *Maladies vénériennes.* — Pendant la Réglementation, accroissement presque continu des maladies vénériennes; celles-ci s'élèvent de 85 à 287 pour 1000, ce qui fait une augmentation annuelle de 25,8 pour 1000 sous le régime de la Réglementation. Après l'abolition, fluctuations *décroissantes* de 287 à 181 pour 1000, et *accroissement* subséquent à 309 pour 1000, ce qui donne un accroissement annuel de 3,4 pour 1000 sans Réglementation au lieu de 25,8 pour 1000 avec Réglementation.

Syphilis. — Augmentation pour ainsi dire continue sous la Réglementation de 7,8 à 39,4 pour 1000.

(Augmentation moyenne annuelle 3,95 pour 1000).

Diminution pour ainsi dire continue après l'abolition de 39,4 à 20,8 pour 1000.

(Diminution moyenne annuelle, 2,51 pour 1000).

Malte. — Fluctuations constantes.
Rien de précis.

Chypre. — *Maladies vénériennes*. — Fluctuations considérables.

Syphilis. — Résultat final : la moyenne a été de 29,2 pour 1000 *moins élevée* après sept années de suppression qu'elle ne l'était après huit années.

Canada. — N'a jamais été Réglementé.

Syphilis. — Fluctuations considérables pendant les sept premières années.

Diminution générale progressive pendant les sept dernières années. Au cours des quatorze années, la moyenne qui était d'abord de 38,7 pour 1000 est tombée à 15,9 pour 1000.

Bermudes. — *Maladies vénériennes*. — Faible proportion des maladies, qui se maintient pour ainsi dire sans changement, sauf un grand accroissement observé une année, qui est suivi d'une diminution exactement correspondante l'année suivante. La moyenne tombe de 74 pour 1000 au début à 49 pour 1000 à la fin de la période.

Syphilis. — La moyenne, sous la Réglementation, s'est graduellement élevée en sept ans de 10,7 à 21,5 pour 1 000, et s'est graduellement *abaissée* en six ans, après l'abolition de 21,5 à 5,7 pour 1000.

Indes occidentales (y compris la Jamaïque). — *Maladies vénériennes.* — Accroissement presque continuel des maladies pendant huit années de Réglementation, la moyenne s'élevant de 61 à 344 pour 1000. Cet accroissement persiste pendant trois ans après l'abolition avec des fluctuations de 84 à 346 pour 1000. Sous le régime de la Réglementation la moyenne annuelle *d'accroissement* était de 35 pour 1000, tandis que depuis l'abolition elle n'a été que de 0,28 pour 1000.

Syphilis. — La moyenne sous la Réglementation s'est élevée de 7,5 à 37,8 pour 1000. Après l'abolition en 1888, elle continua de s'élever et atteignit 45,6 pour 1000, ce qui donne une moyenne d'augmentation de 1,3 pour 1000 après l'abolition contre une moyenne d'augmentation de 3,37 pour 1000 sous la Réglementation. Il y a donc un ralentissement très sensible.

Afrique du Sud et **Sainte-Hélène.** — *Maladies vénériennes.* — Augmentation presque continue pendant huit années de 56 à 365 pour 1000, et depuis lors fluctuations de 365 à 274 pour 1000. Entre 1860 et 1885 plusieurs lois instituant la Réglementation ont été mises en vigueur mais elles ont toutes été abrogées ou abandonnées parce qu'on les a trouvées impraticables ou impuissantes. Il est impossible de tirer aucune conclusion valable de cette colonie, où des efforts étaient encore faits naguère pour réintroduire le régime des *Actes*.

Syphilis. — Fluctuations nombreuses.

Impossible de tirer des conclusions.

Maurice. — *Maladies vénériennes*. — Très petite garnison qui n'a jamais été réglementée. La moyenne des maladies subit des fluctuations très considérables, comme c'est presque toujours le cas dans les petites garnisons, mais elles était tombée de 353 à 209 pour 1000 entre la première et la dernière année de la période mentionnée dans les rapports de M. Jeyffreys.

Syphilis. — La moyenne est tombée de 120,7 pour 1000 dans la première année à 30,4 pour 1000 dans la dernière.

Ceylan. — *Maladies vénériennes*. — Sous le régime de la Réglementation la moyenne des maladies s'est élevée en neuf ans, avec de nombreuse fluctuations, de 252 à 354 pour 1000, ce qui représente un accroissement annuel de 13,6 pour 1000. Depuis l'abolition, la moyenne a décru en six ans de 354 à 315 pour 1000, ce qui représente une diminution annuelle de 6,5 pour 1000.

Syphilis. — Moyenne ascendante de 1,84 pour 1000 durant les huit années de Réglementation. L'augmentation s'est continuée après l'abolition, où elle a été de 2,3 pour 1000 soit un *accroissement* d'un demi pour 1000 après l'abolition.

Chine. — Accroissement excessif après l'abolition en 1889.

Syphilis. — Moyenne annuelle ascendante de 2,9 pour 1000 sous la Réglementation qui s'éleva à 8,06 pour 1000 après l'abolition.

Égypte. — Ce n'est pas (encore!) une dépendance de l'Angleterre et le nombre des maladies y est élevé ; il s'est accru pendant l'occupation anglaise. La syphilis a augmenté.

En résumé, les colonies anglaises autres que les *Indes* ne peuvent nous donner des conclusions réellement valables en faveur ou non du système réglementé au point de vue de la diminution de la syphilis.

DEUXIÈME PARTIE

RÉSULTATS SANITAIRES DANS LES DIFFÉRENTS PAYS QUI ONT
FAIT L'EXPÉRIENCE D'*APPLICATION* PUIS DE *SUPPRESSION*
DE LA RÉGLEMENTATION.

Après l'Angleterre, examinons par comparaison si les
pays qui ont fait l'expérience d'*application* puis de *suppression* de la Réglementation ont retiré des avantages ou
des inconvénients au point de vue de la diminution des
maladies vénériennes et, en particulier, de la syphilis.

1° Danemark.

Nous allons faire cette étude rapidement, et d'une
façon très résumée.

Tous les médecins du royaume, quels qu'ils soient,
sont tenus, aux termes de la loi, d'adresser au *Collège
royal de santé* un rapport sur toutes les maladies vénériennes qu'ils traitent dans le courant de l'année.

Ces documents officiels sont conservés aux *Archives
du Collège royal de santé.* C'est là que le Dr GIERSING les

a consultés pour publier les remarquables travaux (1) dont voici l'analyse : prenons 1° Copenhague.

La capitale du Danemark est réglementée depuis l'année 1874. Le Dr Giersing divise les maladies vénériennes et la syphilis en deux périodes : la première allant de 1874 à 1879, la seconde de 1879 à 1885.

Pendant la première période la syphilis a donné 4,602 cas, et pendant la deuxième période 7,432, ce qui fait en six ans une augmentation de 61,5 pour 100 ; et, si l'on compare le commencement de la première période à la fin de la seconde, une augmentation de 123,2 pour 100. Comme on le voit c'est énorme, et en même temps effrayant, d'autant plus que l'augmentation de la syphilis a été progressive chez les femmes : elle a été de 1 à 2,2 tandis que pour les hommes elle n'est que de 1 à 1,8.

Or par rapport à la population qui a passé de 1874 à 1879 de 196,000 à 227,000 habitants ; et de 1879 à 1885 de 227,000 à 290,000 habitants ; le chiffre de la syphilis a été de 4,27 en 1874 à 4,11 en 1879, et de 4,11 à 6,43 en 1885.

Donc la syphilis a été en augmentant à Copenhague sous le régime de la Réglementation. Nous n'avons pu malheureusement nous procurer la suite des statistiques pour cette ville de 1885 à 1896.

2° Jetons maintenant un coup d'œil sur les 6 villes danoises principales, Copenhague étant mise à part.

Nous voyons que la proportion de maladies vénérien-

----

(1) Voir l'Index bibliographique.

nes pour 1,000 habitants a été de 1874 à 1879 comme suit : (RÉGLEMENTATION PARTOUT).

A. — 1. Elseneur. . . . 7,o3
     2. Odense. . . . o,9o
     3. Aalborg. . . . 11,o6 } Moyenne 8,92 pour 1,ooo.
     4. Horsens. . . . 3,33
     5. Frederickshavn. . 13,o8
     6. Viborg.. . . . 6,1o

B. — Prenons maintenant la proportion de maladies vénériennes dans ces mêmes villes, de 188o à 1885, après la suppression de la Réglementation :

    A Viborg, en 1879. . . . . »
       Frederickshavn, en 1882. . . . . . »
       Horsens, en 1883. . . . . »
       Aalborg, en 1883. . . . . »

Nous avons les chiffres suivants :

    1. Elseneur. . . . 10,o8
    2. Odense. . . . 7,28
    3. Aalborg. . . . 9,9o } Moyenne 9,56 pour 1,ooo.
    4. Horsens. . . . 6,33
    5. Frederickshavn. . 12,26
    6. Viborg.. . . . 3,81

C· — Enfin, prenons de 1886 à 1893 (1) la proportion pour 1,ooo dans les 6 villes où la Réglementation a été supprimée, sauf *Odense* (Réglementation abolie en 1893 dans cette ville). Nous avons les chiffres suivants :

    1. Elseneur. . . . 5,o4
    2. Odense. . . . 5,94
    3. Aalborg. . . . 5,98 } Moyenne 4,58 pour 1,ooo.
    4. Horsens. . . . 2,8o
    5. Frederickshavn. . 4,73
    6. Viborg.. . . . 1,6o

---

(1) Note inédite communiquée par le Dr GIERSING, de Copenhague, statistiques tirées des statistiques officielles.

Comme résultat général, les maladies vénériennes après l'abolition de la Réglementation ont diminué dans chacune des villes où ce régime a été en vigueur. Les moyennes ne sont pas rigoureusement exactes, attendu qu'elles sont établies d'après le chiffre de la population ; mais comme celui-ci varie d'année en d'année et que la statistique n'indique les fluctuations que par périodes décennales, une certaine latitude doit être réservée. On reconnaîtra cependant qu'il y eût une augmentation de maladies dans la moitié de ces villes réglementées et une diminution après la suppression du régime dans ces mêmes villes.

3° Quant à la situation sanitaire de l'armée, résumons-la de la façon suivante au point de vue de la propagation de la syphilis, le point capital par excellence.

1. Dans l'armée et la flotte dans les 11 garnisons.. 2,2 pour 1,000.
2. Pour la flotte de Copenhague. . . . . . . 5,6 —
3. Pour l'armée de Copenhague. . . . . . . 3,6 —
4. Pour les 2 garnisons irrégulièrement réglementées. 1,5 —
5. Pour les 3 garnisons réglementées. . . . . 0,5 —
6. Pour les 4 garnisons non réglementées. . . . 0,8 —
7. Pour une garnison, Réglementation abolie en 1879. 0,2 —

Résumons l'état de la question concernant le Danemarck avec le D* Giersing : « Je n'ai rien trouvé, dit-il, dans les statistiques militaires danoises qui fût favorable à la Réglementation de la prostitution. La grande extension de la syphilis à Copenhague et sa progression plus rapide que dans le reste du pays semblent une forte présomption contre l'efficacité des mesures que prescrivent nos règlements, *mais une grande réserve s'impose,* car on ne peut pas équitablement comparer de petites villes à une grande cité. »

2ᶜ Hollande et sa colonie des Indes.

La Hollande a fait l'expérience de l'absence de Réglementation ainsi que de sa présence dans les *mêmes* garnisons, durant des périodes variant de trois à trente ans :
elle a aussi fait l'expérience de vingt-huit garnisons réglementées pendant nombre d'années et de neuf garnisons qui
n'ont jamais été soumises à ce régime, mais qui, par leur
caractère général et par les conditions de milieu dans
lesquelles elles se trouvent, peuvent être judicieusement
comparées avec les garnisons réglementées.

Parmi ces neuf garnisons sont comprises celles d'Amsterdam, Grave, Hellevoetsluis, Waarden, etc.

Voici le résultat général :

Les vingt-huit garnisons réglementées ont une proportion de 8,5 pour 100 (1) de maladies vénériennes de toute
nature, variant de 16,67 pour 100 à Vlissengen, à 1,2
pour 100 à Zwolle.

Les neuf garnisons non réglementées ont une proportion de 5,2 pour 100 de maladies seulement, variant de
19,8 pour 100 à Amsterdam, à 2 pour 100 à Dœsburg.

---

(1) En Hollande, les moyennes sont calculées pour 100, tandis qu'en
Angleterre elles le sont toujours pour 1,000 hommes. Cette différence de
méthode peut donner lieu au début à quelque confusion quand on compare
les deux groupes de statistiques.

ce qui fait une différence de 3,3 pour 100 en faveur des garnisons *non* réglementées.

Une autre comparaison peut être faite, celle des résultats observés chez les mêmes garnisons dans les périodes de Réglementation et de non réglementation ; on peut faire cette comparaison de deux manières :

La proportion des maladies antérieurement à la Réglementation peut être comparée avec un nombre égal d'années après son introduction. Or, on observe *qu'avant* la Réglementation, vingt garnisons accusaient une proportion de 12 pour 100 de maladies vénériennes. La proportion dans les mêmes vingt garnisons, pour une période d'égale durée au cours de la Réglementation a été de 10,95 pour 100. Il y a donc eu une *diminution de moins* de 1,05 pour 100 pendant la Réglementation, c'est-à-dire en faveur du système ; mais une pareille amélioration en douze ans ou plus ne saurait être regardée comme un réel succès.

Mais les dernières années des périodes antérieures à la Réglementation montraient, dans la plupart des cas, une moyenne plus faible de maladies que les premières, et cela sous l'influence de causes diverses qui avaient provoqué la diminution de sorte que si l'on divise la période antérieure à la Réglementation en deux portions égales, on trouve que la moyenne des maladies est de 13 pour 100 pendant la première moitié de cette période, et de 11,3 pour 100 pendant la seconde moitié.

Dans ces vingt-huit garnisons, la proportion avait donc diminué de 1,7 pour 100 *sans* réglementation, période antérieure à la Réglementation avec un nombre égal d'années de la période réglementée qui a suivi, on trouve que dans la seconde moitié de la période non réglementée, la moyenne était de 11,3 pour 100, tandis qu'elle a été de 12 pour 100 pendant les années suivantes. La proportion a donc été de 0,7 pour 100 plus élevée sous le régime de la Réglementation qu'elle ne l'était avant l'application du système, et qui donne le droit de conclure que la Réglementation, loin d'être favorable à la santé des troupes, lui a été funeste. Il est bon de remarquer cependant que la différence est assez faible.

En résumé :

1° La proportion de maladies dans les garnisons qui n'ont jamais eu de Réglementation a été de 3,3 pour 100 moindre que dans les garnisons réglementées :

2° La proportion de maladies durant la dernière moitié de la période de non réglementation a été de 0,7 pour 100 moindre que pendant la période de Réglementation ;

3° Mais pendant la période complète de non Réglementation il y a eu dans les garnisons plus tard réglementées une proportion de 1,05 pour 100 de plus de maladies que pendant la période de Réglementation.

Ce qui donne un total de 4 pour 100 *contre* la Réglementation et seulement de 1,05 pour 100 en sa faveur.

Terminons ce chapitre par la conclusion suivante du Pr MOUNIER à Utrecht (1) : « La dernière conséquence à laquelle l'examen statistique nous conduit, c'est qu'il faut reconnaître, en présence des chiffres, que cet examen est

______

(1) Recherches sur la signification de la statistique des maladies vénériennes et syphilitiques dans l'armée du royaume des Pays-Bas.

impuissant à résoudre d'une manière quelconque la question qui se pose au sujet de l'efficacité des réglementations. En dernière analyse voici la seule conclusion que nous puissions donner.

« L'étude de la propagation des maladies vénériennes et syphilitiques dans les garnisons des Pays-Bas de 1850 à 1886 inclusivement. *faite à l'aide d'une méthode purement statistique*, ne permet pas de donner une conclusion pour ou contre la Réglementation de la prostitution. La science statistique doit donc en vertu de sa propre méthode se déclarer incompétente pour trancher les différends qui se sont élevés au sujet de cette réglementation. »

Le tableau suivant montre comment les maladies alternent depuis vingt ans entre *huit* garnisons qui n'ont jamais été sous le régime de la Réglementation et un nombre à peu près égal de *garnisons* qui y sont soumises.

MOYENNE POUR 1,000 HOMMES

1. Schoonhoven.	18	
2. Grave.	19	
3. Willemstadt.	38	
4. Hellevœhlins.	39	Non
5. Neuzen.	52	réglementées.
6. Naarden.	58	
7. Utrecht.	129	
8. Amsterdam.	178	
1. Viassingen.	166	
2. Haarlem.	135	
3. La Haye.	109	
4. Breda.	96	
5. Delft.	87	Réglementées
6. Leyde.	84	
7. Groningue.	59	
8. Maestricht.	42	
9. Gouda.	38	

L'armée néerlandaise dans les Indes-Orientales.

Dans un des chapitres précédents après avoir parlé de l'*Angleterre* nous avons abordé l'étude de sa principale colonie, les *Indes*. Nous allons faire de même pour la colonie hollandaise. Il y a là, croyons-nous, un point de comparaison des plus intéressants entre les deux colonies anglaise et néerlandaise.

L'armée hollandaise, à l'encontre des armées coloniales anglaise et française, a une organisation spéciale, presque sans attache avec la mère-patrie. Les officiers anglais et français font alternativement du service dans leur pays et dans les colonies. Les officiers hollandais font toute leur carrière militaire dans l'armée des *Indes*. Aussi leur tempérament européen se transforme-t-il peu à peu, ainsi que leurs habitudes. Au lieu de prendre ensemble leurs repas à la table des officiers, ils sont à leur ménage avec une gouvernante indigène, ou prennent pension dans la famille d'un officier ou d'un civil marié.

Mais la différence entre les armées coloniales anglaise et hollandaise est encore plus accentuée, quant à la vie des cantonnements et des casernes. Au lieu de séparer les soldats européens des soldats indigènes et d'en former des corps distincts, d'après le système anglais ou français, les Hollandais mélangent ces deux éléments dans les corps, les bataillons, les régiments et les compagnies. Les deux races sont donc cantonnées dans les mêmes casernes sous le même toit, quoique dans des salles séparées.

Dans l'*Inde anglaise* les femmes et les enfants des soldats accompagnent l'armée dans les cantonnements et les hommes mariés sont séparés des célibataires ; mais l'armée hollandaise ne fait pas cette distinction : de là concessions sur concessions furent accordées, entre autres que les familles des soldats indigènes fussent admises dans les casernes : et ce constant mélange de races a engendré un système de concubinage : les salles de casernes, jusqu'à ces dernières années, n'étaient que des lieux de débauche, où s'entassaient dans des lits, soldats, concubines et familles, s'il y avait lieu.

Voici une petite esquisse de la vie du soldat dans les casernes, que nous devons à M. Velthuysen.

Passons maintenant à l'importance des maladies vénériennes dans l'armée néerlandaise aux Indes.

Nous donnons des chiffres, tirés en partie du rapport annuel du service médical dans l'Inde et en partie des rapports annuels présentés au gouvernement hollandais.

ANNÉES	PROPORTION POUR 1000
1886	468.5
1887	514,7
1888	444,2
1889	467,7
1890	486,6
1891	451,0
1892	459,5
1893	377,1
1894	421,2
1895	453,5

On voit que les maladies atteignent le plus haut point en 1887, on constata alors 514.7 pour 1000 : en 1893, ces chiffres retombèrent à 377.1 pour 1000 pour remonter bientôt après. Il est à remarquer que les fluctuations que présentent ces chiffres sont tout aussi considérables dans l'armée néerlandaise que dans l'armée anglaise de l'Inde, et les résultats sont cependant plutôt en faveur des Indes Anglaises (Voir le tableau à la première page du chapitre **des Indes,** page 44).

Pendant tout ce temps le système de la Réglementation a été strictement appliqué dans les **Indes néerlandaises** et cela d'une manière sérieuse puisque les soldats eux-mêmes ont été soumis à l'examen médical tous les samedis. Toutes ces mesures n'ont cependant pas enrayé la maladie, et la moyenne dans l'armée néerlandaise a été de 454 cas pour 1000, tandis que, pendant la même période, l'armée anglaise dans l'Inde n'enregistre que 441 cas pour 1000. Ce système de Réglementation n'a donc pas arrêté les maladies vénériennes dans l'armée néerlandaise, bien qu'il y fût strictement appliqué.

3° En Alsace-Lorraine.

Il s'agit de la ville de *Colmar*. Les autres grandes villes, telles que : *Strasbourg, Mulhouse* et *Metz* sont toujours réglementées.

Nous empruntons ces documents au Dr MOELLER, de Bruxelles et à ceux fournis par le maire de *Colmar* à la commission d'hygiène du congrès de la Haye, en 1884.

Colmar est une ville de garnison qui, déjà sous la domination française, était signalée à cause de l'augmentation continue des maladies vénériennes parmi les soldats, en dépit de la Réglementation la plus sévère.

Or, en 1880, alors que depuis 9 ans le régime allemand avait remplacé le régime français, le nouveau maire, M. SCHLUMBERGER, appliqua les lois d'Empire et poursuivit la prostitution par des moyens répressifs que nous sommes les premiers à blâmer. Il n'y a plus ni maisons, ni visite obligatoire, ni inscription ; seules, les femmes dénoncées par les soldats comme cause de leur infection sont déférées au tribunal : c'est l'application stricte de la loi. Ce n'est pas l'idéal ! mais enfin le maire s'en est trouvé bien, paraît-il (1), puisqu'un changement complet s'opéra dans la situation sanitaire de la garnison.

____

(1) Communication de M. HOFFET, délégué d'Alsace au Congrès de Bruxelles, en 1897.

Voici, d'ailleurs, le résumé de quelques rapports.

Le premier tableau se rapporte à toute la *garnison de Colmar* : il nous apprend que le total des maladies vénériennes, qui s'était élevé à 187 en 1873-1874, et n'avait jamais été inférieur à 71 (1877-1878), avant la fermeture des maisons de tolérance, était tombé à 51 après cette fermeture et n'était plus que de 9, en 1884-85.

Le second tableau nous renseigne sur les chiffres des vénériens traités à l'*hôpital civil*, et nous montre que le nombre des vénériens était de 187 en 1879, et n'était plus que de 28 en 1883.

Prenons maintenant ce qui a trait à la *syphilis*.

Pendant les trois années qui ont précédé la suppression 1878-81, le nombre des maladies spécifiques s'élevait à 10 pour 1000.

En 1882-1883 (la deuxième année après la suppression) la syphilis avait diminué dans la proportion de 1,6 pour 1000.

Si l'on compare la situation de *Colmar* avec celle de *Mulhouse* (où la Réglementation était en pleine floraison à cette époque), on constate qu'avant la suppression la situation sanitaire de *Colmar* était bien plus mauvaise qu'à *Mulhouse*, tandis qu'aujourd'hui c'est tout le contraire. Ainsi :

De 1878 à 1881, *Mulhouse* comptait pour les maladies vénériennes, en général, 36 pour 1000.

		Colmar	58
Syphilis . . .	{	Mulhouse	9
	{	Colmar	10

Aujourd'hui.
Maladies vénériennes en général :

	Mulhouse.	26
	Colmar.	15
Syphilis.	*Mulhouse.*	7,8
	Colmar.	1,6

Ainsi, non seulement le nombre des maladies spéciales a diminué considérablement dans la garnison de *Colmar* depuis la suppression de la Réglementation, mais, ce qui est d'une importance majeure, c'est surtout le nombre des maladies les plus graves (syphilis) qui a diminué dans une proportion remarquable.

Au moment de mettre sous presse nous avons reçu la lettre suivante de M. le Maire de Colmar à qui nous avions écrit au sujet de la question qui nous occupe (1).

Stadt-Colmar, 22 novembre 1898.

Monsieur,

En réponse à votre honorée du 15 courant, j'ai l'honneur de vous envoyer une brochure parue en 1896, intitulée « Règlements de Police » (Sitten polizei) accompagnée de 4 tableaux, indiquant le nombre des naissances, mariages et décès de 1865 à 1895, à Colmar, ainsi que le chiffre des maladies syphilitiques traitées dans les hôpitaux de 1877 à 1897.

Signé : FLEURENT, bourgmestre.

Pour plus de simplicité nous avons dressé nous-même ce tableau basé sur les courbes et les statistiques allemandes.

Il permet de se rendre compte très rapidement de l'état de la question.

---

(1) Cette lettre ainsi que les documents, écrits en allemand, ont été traduits par nous en collaboration avec notre excellent ami le Dr Herbert.

ANNÉES	POPULA-TION	FEMMES (1)		HOMMES		SOLDATS (2) 0/00	
		SYPHILIS primaire	SYPHILIS consti-tutionnelle	SYPHILIS primaire	SYPHILIS consti-tutionnelle	SYPHILIS	CHANCRES MOUS
1877.	24.000	57	0	9	5	18	4
1878.	»	33	21	6	7	12	9
1879.	»	69	7	7	7	22	4
1880.	26.000	32	11	7	8	18	7
1881.	»	18	26	10	9	28	3
1882.	»	18	13	3	2	23	7
1883.	»	2	5	3	3	18	2
1884.	»	11	5	4	6	6	2
1885.	26.500	7	5	3	4	9	1
1886.	»	5	3	3	4	4	0
1887.	»	6	10	0	8	3	0
1888.	»	4	8	7	10	6	2
1889.	»	4	14	12	10	8	7
1890.	30.000	8	24	4	2	6	3
1891.	»	3	10	7	2	10	1
1892.	»	3	21	4	3	8	4
1893.	»	4	7	4	4	9	6
1894.	»	3	8	2	7	11	5
1895.	33.000	1	8	2	5	17	3
1896.	»	0	6	1	3	8	3
1897	»	1	4	3	4	0.7	0.4

Ceci confirme donc ce que nous avions dit précédemment, à savoir : la diminution progressive de la syphilis dans la ville de Colmar depuis les mesures prises par le maire, M. Schlümberger, en 1881.

(1) Chiffre total des femmes et des hommes traités à l'hôpital par rapport à la population tout entière et *non* comme proportion pour mille.

(2) Soldats de la garnison de Colmar. Ici c'est une proportion pour mille. Remarquons qu'en 1886-1887 est venu à Colmar un bataillon du 112ᵉ d'infanterie badoise, et en 1890-1891 il y a un changement de garnison. Deux bataillons d'infanterie sont partis et ont été remplacés par trois bataillons de chasseurs, ce qui explique l'augmentation du nombre des maladies vénériennes et syphilitiques.

4° En Italie.

En 1802, Napoléon, alors premier consul, édicta le premier Règlement sur la prostitution. En 1860, au lendemain des graves crises politiques qui devaient conduire à la création du royaume d'Italie, le gouvernement adopta la Réglementation française, sous l'instigation du comte de Cavour. Un peu plus tard, en 1871, un autre règlement plus sévère fut publié par le ministre Lanza.

L'opinion publique se souleva assez vite contre ces mesures (1). représenté par le parti libéral (Victor-Emmanuel) et le parti religieux (Pie IX), et dès 1876 *Nicotera* présenta une loi de réforme après une enquête au cours de laquelle huit préfets avaient démasqué les fraudes et la vénalité de la police des mœurs, abusant de la misère, du tempérament et de la paresse des femmes de l'Italie, surtout de l'Italie Méridionale (Naples, Messine, Chieti, etc.).

---

(1) Extrait du discours prononcé à la Chambre des députés, le 18 décembre 1888, par THOMASI-CRUDELLI, député.

Enfin, le 23 août 1883, *M. Deprelis* nomma une commission d'enquête chargée d'entreprendre une étude sérieuse de la question. Après deux ans de travail, la commission se prononça pour l'abolition du système établi en 1860, en proposant une Réglementation presque identique à celle adoptée plus tard par M. Crispi. — M. Depretis n'en fit rien. Il ordonna d'imprimer le beau rapport de cette commission ; mais, l'administration, intéressée à le cacher, s'empara de l'édition et la mit sous séquestre. Le député *Thomasi-Cruvelli* la découvrit en 1888 dans un bas-fond du ministère de l'intérieur et la fit passer au secrétariat de la chambre des députés.

Sans cela, cette édition aurait subi le sort du rapport fait par *M. Albanesse* en 1887, sur les bureaux sanitaires, et les syphilicomes, dont on ne trouve plus aucun exemplaire. Dans ce rapport, on dévoilait toutes les iniquités commises dans ces établissements, et l'on conçoit bien que l'administration eût tout intérêt à le supprimer. On l'a supprimé : mais ce rapport, qui était le résultat d'une enquête dont *M. Crispi* avait chargé *M. Albanesse*, lui persuada la nécessité de la réforme qu'il inaugura en 1888.

Les règlements de M. Crispi furent publiés le 29 mars 1888 (1) et peuvent se résumer ainsi : suppression de l'inscription obligatoire et de la visite coercitive, suppression des bureaux sanitaires et des syphilicomes (dans lesquels on ne traitait qu'une petite fraction de prostituées),

---

(2) *Gazette hebdomadaire*, 17 décembre 1892, 26 janvier 1894.

création de nombreux dispensaires et de sections hospitalières, accessibles aux hommes, aux femmes de toute condition et aux enfants, réception des syphilitiques dans tous les hôpitaux ; gratuité du traitement ; propagande pour obtenir que les sociétés ouvrières et autres associations libres retranchent les maladies vénériennes du nombre de celles qui ne donnent pas droit à l'indemnité ; fermeture, sans appel, des maisons de tolérance, lorsqu'elles deviennent un foyer reconnu d'infection syphilitique ; punition rigoureuse de toute provocation au libertinage dans les rues et dans les lieux publics, etc., etc.

Malheureusement l'expérience tentée en Italie par *Crispi* ne devait pas réussir, car, comme le fait remarquer *Pellizari* (1), le pays n'était pas *moralement* et *matériellement* préparé : interprétation et application fausses de la loi, mauvais vouloir du directeur général de santé, adversaire décidé de la réforme, opposition systématique de presque tous les fonctionnaires de la police qui désiraient la faire échouer, ainsi que certains députés *non* médecins, refus par certains hôpitaux de recevoir des syphilitiques sous prétexte que c'était contraire à leurs actes de fondation, etc.

Apprenant que la loi n'était pas exécutée, M. Crispi en 1889 donna des ordres en conséquence, ces ordres n'ont jamais été exécutés. Tout procéda et procède encore comme par le passé.

Lorsque *M. Nicotera* succéda à M. Crispi au ministère

____

(1) Avortement d'une réforme, *Gazette hebdomadaire*, 26 janvier 1894.

de l'intérieur en février 1891, il déclara qu'il entendait
compléter la réforme avec le décret royal dont l'article 139
de la loi de sûreté publique avait autorisé son prédéces-
seur à faire usage. — *M. Nicotera* nomma une commission
d'hygiénistes qui eut pour rapporteur le *D Pellizari*.
Le 5 juin 1891 le projet de la commission fut présenté à
M. Nicotera qui l'accepta, et donna l'ordre de l'envoyer
au conseil d'État dont l'avis était nécessaire pour la pu-
blication du décret royal.

On fit alors une chose extraordinaire mais cependant
assez fréquente dans le royaume italien. Le projet en
question ne parvint jamais au conseil d'État. En route il
lui en fut substitué un autre tout à fait différent : c'est
celui qui fut ensuite publié le 29 octobre 1891 et qui
abolissait le décret *Crispi* (1).

Depuis cette époque, *M. di Rudini*, ministre de l'inté-
térieur, a offert au *D Durante* de se charger de réformes
à apporter à la situation en ce qui concerne la prostitution.

Après tous ces détails que nous venons de donner,
on comprendra qu'il nous est impossible d'attacher foi
aux statistiques italiennes quelles que soient leurs sources.

Vraiment on ne peut s'empêcher de porter un juge-
ment sévère sur ceux qui ont cru servir leur pays en
n'obéissant pas aux ordres de *M. Crispi*, lorsqu'on songe
au soin minutieux avec lequel ce ministre s'était appliqué

---

(1) La réforme Crispi. Discours prononcé au Sénat italien, le 16 juin
1896, par le sénateur Tommasi-Crudeli.

à attirer dans les dispensaires les malades de tout sexe et de tout âge, en prescrivant qu'on pût y accéder secrètement, et qu'on fixât des jours et des heures différents pour le traitement des hommes et pour celui des femmes et des enfants.

Nous publions ici, à titre de document, une lettre *inédite* de *M. Crispi* adressée à M. le Dr L. Fiaux. Elle est écrite en italien, nous l'avons traduite en français. On verra que l'ancien ministre rêvait (pour la question qui nous occupe) une organisation vraiment philantropique, que son pays ne devait pas appliquer.

Lettre de M. Crispi, ancien ministre d'Italie.

Rome, 30 mars 1892.

Monsieur le Conseiller (1),

Je réponds à votre lettre avec un si grand retard, parce que j'ai voulu vous expédier en même temps que ma lettre les documents que vous m'avez demandés. Vous recevrez donc, en plis séparés, les livres dont je vous donne ci-inclus l'énumération...

Ma réforme sanitaire a produit de très bons effets ; elle en aurait même produit de meilleurs si le ministère qui m'a succédé avait fait preuve de bonne volonté. Ajoutez que je n'ai pas eu le temps d'améliorer le personnel de police, qui, étant de la vieille école, ne prêtait pas tout le zèle nécessaire à ces nouvelles fonctions délicates de l'administration publique. *Pourtant je suis très satisfait de mon œuvre.*

Toujours à votre disposition pour ce dont vous aurez besoin, je suis..., etc.

Signé : Crispi.

---

(2) M. le Dr L. Fiaux était à cette époque conseiller municipal de la ville de Paris.

APPENDICE

FRANCE

Ainsi qu'on a pu le voir, nous n'avons pas dit un mot de la France. Certes, il eût été intéressant de comparer ce qui se passe chez nous et chez nos voisins d'Outre-Manche et de tirer des conclusions qui eussent été d'une réelle valeur pour ceux qui s'intéressent à ce grand problème.

Ce n'est pourtant pas les documents qui manquent : ils sont légion ! Par contre, ils sont peu nombreux ceux qui ont étudié la question avec une réelle compétence, sans se laisser arrêter par des considérations qui ne fussent pas le résultat d'une observation exacte et scientifique. Il nous suffira de citer Yves Guyot, publiciste ; le Dʳ Passant, avant-dernier chef du dispensaire de la ville de Paris ; le Dʳ L. Fiaux, qui a publié une série d'articles parus dans les journaux de médecine (le *Progrès médical* spécialement), et un certain nombre d'ouvrages touchant cette question de la Réglementation ; M. Laborde, membre de l'Académie de médecine, dont nous avons eu l'occasion déjà de prononcer souvent le nom au cours de notre thèse ; parlerons-nous du Pʳ Fournier, une intelligence médicale des plus lucides, un esprit ouvert, droit et juste. D'une observation pleine de sagacité, il a publié un grand nombre de travaux touchant le système nerveux et la syphilis qui lui ont valu l'estime des savants de tous les pays.

Mais ce maître n'a pas traité les questions purement techniques qui n'intéressent guère que les médecins ; les grands problèmes de la morale pratique et de l'hygiène publique l'ont préoccupé à juste raison, et, lorsque l'Académie de médecine, à la suite du dépôt du rapport de M. Alfred Fournier (7 juin 1887) discuta en février et mars 1888 sur l'importante question *de la prophylaxie publique de la syphilis,* on sait avec quel courage, « rare chez les hommes investis de fonctions officielles et élevées », M. Fournier, dans un rapport célèbre, *tout en restant convaincu de la nécessité d'une Réglementation en France,* protesta néanmoins contre le système actuellement existant (1888), les arrestations et les emprisonnements illégaux (1), l'inscription faite sans témoins et sans débat contradictoire, les hôpitaux-prisons tels que Saint-Lazare, où les femmes sont encore soumises au régime des prisonnières et non à celui des malades, l'insuffisance manifeste des lits affectés au traitement des maladies vénériennes dans les hôpitaux, etc. (2).

Il est juste de dire que les idées ingénieuses et les réformes pratiques, préconisées par M. Fournier, ont été réalisées *en partie* depuis l'année 1888.

Mais l'Académie de médecine maintint toujours le principe de la surveillance des filles publiques. Et cependant, dans ces séances de l'année 1888, un de ses membres, M. Laborde, apportait à cette grave question l'autorité de ses patientes recherches et sa conviction inébranlable, raisonnée, basée sur des faits depuis longtemps déjà...

Quoi qu'il en soit, il faut savoir gré à M. le Pr Fournier d'avoir osé élever la voix dès cette époque sur ce passionnant problème de la prostitution des femmes, et d'avoir exprimé sa façon de penser en termes aussi fermes et désintéressés, avec son bon sens et sa droiture habituels.

---

(1) *Bulletin de l'Académie de médecine,* séance du 31 janvier 1888, t. XIX, p. 156.

(2) Rappelons à ce sujet la belle enquête du Dr BOURNEVILLE, dans les hôpitaux de province.

M. Fournier s'est prononcé nettement pour la Réglementation objectera-t-on. C'est vrai. Mais nous constatons aussi que M. Fournier s'est prononcé pour une *Réglementation mitigée et légale,* insistant principalement sur les mesures de douceur à prendre vis-à-vis des syphilitiques malades, et réprouvant les procédés souvent barbares de la police des mœurs composée de gens n'ayant, la plupart du temps, aucunenotion de la plus élémentaire humanité, en comparaison des médecins qui, eux, ne voient et ne veulent voir en ces femmes, que des malades à soigner et à guérir, et non à faire fuir ou à pourchasser !

Comment s'étonner alors que nous ne puissions attaquer une telle question en France, sans froisser les idées et les opinions personnelles des uns et des autres? D'autant plus que des voix plus autorisées que la nôtre ont déjà suscité le débat en France, sans succès d'ailleurs (du moins pour l'instant); dans ces conditions, notre argumentation n'aurait eu aucun poids.

Voilà pourquoi nous n'avons pas parlé de la Réglementation en France dans ses rapports avec la syphilis.

Et puis, où puiser des documents ? A la Préfecture de police ? Mais celle-ci refuse systématiquement de fournir des communications statistiques ! Bien plus, le Dr L. Fiaux, quoique conseiller municipal et rapporteur de la commission (1) au sein de cette assemblée en 1883, n'a pu obtenir les communications statistiques les plus élémentaires.

Donc, rien à savoir de ce côté concernant la Réglementation à Paris.

Sera-ce alors dans les statistiques du Dr Commenge concernant la population militaire? Mais pour les établir, celui-ci est parti d'un principe faux lorsqu'il dit, dans une brochure intitulée: *Maladies vénériennes dans les armées anglaise, française et russe,* que la moyenne des maladies vénériennes dans les armées russe

---

(1) Rapport présenté par le Dr L. Fiaux, au nom de la Commission spéciale de la Police des mœurs, au Conseil municipal de la ville de Paris.

et française est approximativement du tiers de celle de l'armée territoriale anglaise, *en raison même, chez cette dernière, de la non-Réglementation.*

Mais les deux armées française et anglaise ne sont comparables à aucun égard, et par ce qui va suivre, on verra que si les maladies vénériennes sont plus considérables dans l'armée de la Grande-Bretagne qu'en Europe, cette différence doit être attribuée à d'autres causes que la simple question de la Réglementation, de l'inscription et de la visite des femmes.

Ainsi l'armée anglaise est entièrement recrutée par l'enrôlement volontaire (1); elle se compose, en général, de soldats sans éducation, sans moyens d'existence (2), souvent dépourvus de culture intellectuelle. Les soldats anglais sont ainsi enrôlés (souvent même avant leur majorité) pour une période de sept ans pendant lesquels ils sont soustraits à toute saine influence domestique, puisqu'on les envoie à tour de rôle aux colonies ; à toute préoccupation industrielle, puisqu'ils n'ont pas de métier ; à tout souci du lendemain, puisqu'ils sont fortement payés (3).

Aussi, chez eux l'immoralité et l'intempérance favorisent la diffusion des maladies. L'armée française, au contraire est organisée sur la base du service obligatoire. Tout homme, riche ou pauvre, instruit ou ignorant, est obligé de servir pendant un ou trois ans. Pour ce faire, il est soustrait à ses occupations, mais avec la certitude qu'il y retournera, son temps terminé.

Ses relations de famille ne sont pas brisées pour sept ans comme c'est le cas dans l'armée britannique, et leur bienfaisante influence, ainsi que l'entrée dans les rangs de soldats appartenant

---

(1) C'est la seule armée de l'Europe qui ait ce mode de recrutement.

(2) Opinion de lord Lansdowne, de sir Brassey (membres de l'Amirauté, etc.).

(3) En Angleterre, les soldats doivent déduire quelque chose de leur prêt ; mais ces déductions faites, il leur reste 60 à 80 centimes par jour. En France, le soldat touche 5 centimes (exposé de M. Wilson, membre du Parlement anglais).

Deck.   6

à toutes les classes de la société, exercent une action favorable sur le caractère et la conduite dans les rangs de l'armée française.

De plus, il est absolument certain que, dans toutes les armées de l'Europe, les soldats sont forcés de consacrer une bien plus grande portion de leur temps aux exercices, à la parade, aux marches, aux manœuvres, que ce n'est le cas pour les soldats anglais, de sorte qu'ils ont beaucoup moins de loisirs et de temps dont ils puissent disposer à leur gré. Or, les soldats anglais ne consacrent pas aux manœuvres et aux corvées qui leur incombent les deux tiers du temps auquel sont astreints les soldats du continent ; en conséquence ils ont beaucoup plus de temps dont ils peuvent disposer comme il leur plaît. Le contraste est surtout frappant lorsqu'on considère l'armée russe où il paraît que les soldats ne peuvent disposer d'aucun moment et sont continuellement sous surveillance.

A ces différences entre les deux armées française et anglaise, M. Birbeck-Nevins, de Liverpool, ajoute les particularités suivantes (1) dont nous lui laissons toute la responsabilité. « Il faut ajouter, dit-il, la différence capitale qui résulte du caractère national.

« Le Français est tempéré, SOBRE (2), ne possédant et ne désirant posséder une nombreuse progéniture d'enfants.

« L'Anglais, au contraire, est buveur de bière, trop souvent ivrogne, et a, généralement parlant, beaucoup d'enfants.

« Donc, le Français modéré est peu prolifique. Appartenant à une nation qui tend plutôt à décroître, arrive à l'armée dans les circonstances favorables ci-dessus énumérées. Tandis que l'Anglais y arrive dans les conditions défavorables indiquées plus haut.

---

(1) Influence de la Réglementation au point de vue sanitaire, 1896.

(2) On suppose bien toutes les réserves qu'il faut faire à ce sujet, l'alcoolisme prenant en *France* une extension considérable. Leçon d'ouverture du Pr Debove à la Faculté de médecine (nov. 1898). Notre dernière enquête en Angleterre porte que l'alcoolisme aurait plutôt une tendance à diminuer dans ce pays.

« Aussi on ne peut nier chez eux la fréquence de maladies qui résulte du mode de recrutement et des circonstances qui l'entourent. »

Telle est l'explication possible de la différence de proportion des maladies vénériennes dans les deux armées française et anglaise, et cela indépendamment de toute surveillance de la part de la police des mœurs, car les faits énumérés ci-dessus montrent clairement que l'influence de la Réglementation comme facteur sanitaire est insignifiante et pratiquement inappréciable lorsqu'on la compare aux autres influences qui contribuent au développement des maladies vénériennes (1).

On comprendra maintenant combien il est permis de tenir peu compte du procédé de discussion et d'interprétation statistiques qui consiste à dresser des tableaux où l'on rapproche (2) de *l'armée anglaise* les armées des principales puissances d'Europe, notamment *notre armée*, les *armées allemande* et *autrichienne*, *l'armée russe* enfin, avec le parti de démontrer que là ou il existe une police de mœurs, les armées sont préservées.

Vraiment, comme le fait remarquer le Dr L. Fiaux (3) « on ne peut tirer des conclusions valables qu'en comparant des matières identiques ». Et les armées de l'Europe ne sont pas comparables entre elles.

Ainsi *l'armée allemande* est de toutes les armées de l'Europe celle qui contient le moins de vénériens, soit 27 pour mille, dont 6 syphilitiques pour mille ; or la police des mœurs qui régit l'empire est toute différente de la nôtre : les maisons publiques y sont interdites. En *France*, au contraire, nous avons la police des mœurs la plus rigoureuse avec maisons tolérées et surveillées ;

---

(1) Opinion professée par lord LANSDOWNE, ministre d'État pour la guerre, en juin 1897.

(2) Commenge, p. 537, la Prostitution clandestine à Paris, et *Bulletin médical*, 1er mai 1898.

(3) *Progrès médical*, 2 avril 1898.

or la proportion des maladies spécifiques est du double ou d'un tiers plus élevée qu'en Allemagne, soit de 44 vénériens pour mille et de 9 syphilitiques pour mille.

Par contre, nous voyons ces maladies augmenter dans les différents pays étudiés précédemment au point de vue de la Réglementation et de la non-Réglementation.

Exemple : le nombre des hommes malades est en *Russie* de 43 pour mille (comme en France) ; en Autriche-Hongrie de 63 ; en *Italie,* de 71 ; en Hollande, de 69 ; dans l'armée des Pays-Bas aux Indes-Orientales, de 455 pour mille ; dans l'armée territoriale du Royaume-Uni (Home Army), de 203, et dans l'armée de l'Inde, de 438. *(Dernier rapport* 1897.)

Mais revenons à la France. En outre, il est impossible d'établir chez nous des statistiques militaires qui aient une valeur indiscutable, car si l'on peut déceler les maladies vénériennes chez les simples soldats (1), le corps des sous-officiers et surtout des officiers susceptibles, comme les civils, d'être atteints de syphilis, est, par contre, rebelle à tout examen sérieux et à toute enquête utile, puisqu'il y a dissimulation de maladies, résultant de l'absence de visite sanitaire chez les gradés.

Ajoutons encore que la France n'ayant jamais fait l'essai de supprimer toute Réglementation pendant un laps de temps donné, de manière à présenter un parallèle comparatif des maladies syphitiques, d'une part, pendant l'application des Règlements, et, d'autre part, pendant leur suppression, il est impossible d'établir des conclusions favorables ou non à l'un des deux systèmes abolitionniste (Anglais) ou réglementariste (Français).

Telles sont les raisons qui nous obligent à ne pas traiter, en *France,* la syphilis dans ses rapports avec la prostitution.

---

(1) Par une visite sanitaire qui doit se répéter souvent. (Décision ministérielle.) Lors de notre service militaire, nous avons vu faire cette visite *une seule fois* pendant toute l'année. Remarquons que la visite sanitaire n'existe pas en Angleterre.

Nous voici arrivé à la fin de notre travail ; nous nous sommes efforcé d'être neutre dans le débat, exposant simplement les faits appuyés de chiffres et, ne voulant aucunement faire une critique du système réglementé en faveur du système abolitionniste.

Nos conclusions découleront des statistiques et seront surtout fermes concernant l'Angleterre et les Indes, notre étude ayant porté principalement sur ces deux pays. Quant aux autres nations, nous pensons qu'une enquête plus approfondie est nécessaire pour se faire une idée nette et précise de la question.

De cette manière, nous sommes persuadé avoir écrit avec la plus grande impartialité, et nous estimerons notre tâche suffisamment récompensée, si nous avons pu jeter un peu de lumière sur ce difficile et passionnant problème de la prostitution des femmes !

CONCLUSIONS

L'étude des maladies vénériennes et syphilitiques dans leurs rapports avec la Réglementation de la prostitution nous a démontré que :

1° Par les chiffres des maladies *dans l'armée anglaise* de 1866 à 1896 le rappel des Acts (1886) sur les maladies contagieuses n'a été suivi d'aucun accroissement mais bien d'une diminution des maladies vénériennes et, en particulier, de la syphilis ;

2° L'accroissement des maladies vénériennes et syphilitiques *aux Indes* a toujours été en augmentant de 1872 à 1896, indépendamment du rappel des Acts (en 1888 pour cette colonie) et cela, pour les causes que nous avons énumérées (nombre insuffisant d'hôpitaux spéciaux *volontaires* pour les femmes et la population civile en général — mauvais vouloir de certains fonctionnaires anglais ne prenant aucune mesure curative après le rappel des Acts dans l'Inde — conditions vraiment lamentables de l'entourage moral des soldats — sollicitude plus ou moins bien exercée de la part des officiers sur leurs hommes — surveillance sanitaire apparente ou réelle des médecins militaires — etc.) :

3° Les *colonies* autres que les *Indes* ne nous donnent pas des résultats FAVORABLES ou NON à la Réglementation ;

4° En prenant par comparaison les différents pays qui ont fait l'essai d'application puis de suppression de la Réglementation, nous avons vu que cette mesure *avait produit* :

a) une diminution de maladies vénériennes et syphilitiques en :

Hollande,

Danemark,

Alsace-Lorraine :

b) un échec en *Italie* pour les motifs suivants (le pays pas encore moralement et matériellement préparé — interprétation et application fausses de la loi — mauvais vouloir du directeur de santé général, opposé à la réforme — refus par certains hôpitaux de recevoir des syphilistiques — inapplication des règlements de M. Crispi, etc.) ;

5° En ce qui concerne *la France*, ce pays étant toujours réglementé et n'ayant jamais fait l'essai de suppression de toute Réglementation pendant un laps de temps donné, de manière à présenter un parallèle comparatif des maladies, d'une part pendant l'application de la Réglementation et d'autre part pendant sa suppression, il nous est impossible d'établir des conclusions favorables ou non à n'importe quel système.

De plus, le maintien constant de la Réglementation en France s'est pratiqué et se pratique encore dans des conditions qui ne nous permettent pas d'obtenir des documents exacts et positifs (*statistiques*) capables de résoudre ce problème de rapprochement entre les deux systèmes.

Toute réserve faite d'ailleurs en ce qui concerne la haute question de moralité sociale se rattachant à ce sujet, que nous n'avons pas abordée ici, et qui cependant pour beaucoup devrait dominer la solution du problème.

BIBLIOGRAPHIE

Angleterre.

Moeller. — Trois discours prononcés en 1886 et 1887, à l'Académie royale de Belgique sur « la Réglementation de la Prostitution » (Édition Bruxelles).

Bulletin de la Société de morale progressive de Belgique (nov.-décembre 1894), p. 128.

Discours prononcé à l'Académie de médecine le 29 mars 1898, par M. le Dr Laborde (Influence réelle des *Acts* sur les maladies contagieuses).

Le même discours résumé dans un article du Dr L. Fiaux paru dans le *Progrès médical,* 2 avril 1898.

Dr L. Fiaux. — Police des mœurs, édition 1888. Paris, p. 353 à 453 et p. 891.

Yves Guyot. — La Prostitution. Paris, 1882.

Revue de morale progressive, juin 1887, aout 1889. — nos 14 et 15, 1892.

Statistiques du Dr Commenge. — Observations critiques par James Stansfeld, ministre d'État. Brochure spéciale, édition Genève, 1896.

Commenge. — Article sur les maladies vénériennes dans les armées anglaise, française et russe.

— La Prostitution clandestine à Paris. (Édition Paris, 1897).

Extraits des Rapports et Discours contre la Réglementation

(Conférence de Bruxelles, juillet 1897). Édition Genève, 1897.

Birbeck-Nevins de Liverpool « Influence de la Réglementation au point de vue sanitaire. (Année 1896). Édition Genève, 1896.

Comptes rendus des délibérations de la Chambre des Communes.

Documents parlementaires (1866-96) et the Parliamentary Debates, n° 10, 4ᵉ vol., 1894.

Département médical de l'armée (Rapports officiels de l'année 1896).

Dépositions du Dʳ Lawson devant la Commission officielle (select committee).

Rapports annuels de la commission sanitaire de l'armée.

Army medical Reports (1866-96).

Procès-verbaux officiels de la Commission chargée par la Chambre des Communes de faire l'enquête sur les résultats des « Contagious Diaseases Acts », 4 vol. in-folio.

James Stuart. — Rapport de la Commission sanitaire de l'armée sur les maladies contagieuses dans l'armée de l'Inde (brochure spéciale, 1898) et article paru dans « l'Humanitarian » (octobre 1894).

Archives du « War office » (ministère de la guerre).

Travail de M. H. Wilson, membre du Parlement, au Congrès de Bruxelles, présidé par M. Bernaert, p. 21.

Michael Ryon. — Prostitution in London. Édition 1839.

James Stuart et Dʳ Birbeck-Nevins. — « Mémoires aux conférences de Londres et Colmar (1894-95) d'après le « Blue Book » sur la situation sanitaire des armées anglaises en Angleterre, dans l'Inde et les colonies.

Dʳ Reuss. — La Prostitution au point de vue de l'hygiène et de l'Administration en France et à l'étranger, page 385 et 480. Paris, 1889. Édition chez Ballière.

James Stuart et Henry Wilson. — Fact versus Panic (Faits contre la peur). London, 1898.

— *The Sentinel*, août 1898, page 101. Congrès

annuel à Londres de la fédération internationale
pour l'abolition de la Réglementation.
James Stuart et Henry Wilson. — *The Shield* (le Bouclier),
juillet 1898. Congrès de Londres.

Indes.

Laborde. — Influence des Acts sur les maladies contagieuses.
(Discours prononcé à l'Académie le 29 mars 1898).
Rapports de la Commission sanitaire de l'armée sur les maladies
contagieuses dans l'armée des Indes, n° 318 (1895).
Rapports sur les mesures sanitaires dans l'Inde.
Documents parlementaires n° 200 (juin 1883).
Rapports pour l'armée indienne (1872 à 1896).
Les statistiques du Dr Commenge. — Observations critiques par
James Stansfeld, ancien ministre d'État.
Bulletin de la Société morale publique de Belgique, nov. 1894.
Depêche militaire du secrétaire d'État au Gouvernement de
l'Inde, n° 35, 1er mars 1894.
Revue de morale progressive, n°s 16-17, année 1892.
Yves Guyot. — La Prostitution, p. 348-405.
L. Fiaux. — *Progrès médical,* 2 avril 1898.
Bulletin continental, n°s 9-10, 1898. Discours de M. James
Stuart.
Memorial adressed to the Right Honourable Lord George Ha-
milton (mémoire adressé à), par Mc. Laren.
An enquiry into the causes of the Great saintary failure of the
stase Rugulation (enquête sur la faillite sanitaire de la
Réglementation aux Indes), par Joseph Edmonson. Édition :
1 *Ring Sheet Westminster,* 1897.
The History of a saintary Failure in India (histoire d'une faillite
sanitaire aux Indes), par Henry Wilson. Édition idem.
Understood But not expressed (Un sous-entendu) A review of
certain regulations existing on the continent of Europe an in
some British colonies (Revue traitant la question des mai-

sons publiques en Europe et dans les colonies anglaises), par
J. Edmonson. Édition idem, 1896.

British soldiers in India in relation to their morals and néalth
(Soldats anglais aux Indes, par rapport à leurs mœurs et
leur santé par A. Dyer. Édité à Bombay, 1897. Editor of
the « Bombay Guardian ».

Danemarck.

Moeller. — Réglementation de la Prostitution. Discours prononcé à l'Académie royale de Belgique, 1888.

Statistiques sur les maladies vénériennes en Danemarck de 1871
à 1880 d'après les documents officiels, par le Dr Giersing
(traduction française). Édition à Copenhague, 1884.

Fiaux. — Police des mœurs, page 535.

Nouvelle communication du Dr Giersing, pour les années 1876
à 1885 et 1885 à 1893. Édition à Copenhague.

Les maladies vénériennes dans l'armée et la flotte danoise. *Revue
de morale progressive*, n° 1, année 1887, page 28.

Les maladies vénériennes à Copenhague. *Idem*, n° 3, année 1887,
page 111.

Les maladies vénériennes dans les provinces danoises. *Idem*,
n° 6, année 1888, page 265.

Birbeck-Nevins, de Liverpool. — « Influence de la Réglementation au point de vue sanitaire ».

Hollande.

Monnier. — Recherches sur la signification de la statistique des
maladies vénériennes et syphilitiques dans l'armée du
Royaume des Pays-Bas. Édition à Genève, 1889.

Birbeck-Nevins. — Influence de la Réglementation au point de
vue sanitaire.

Articles du *Pall Mall Gazette*.

Hermenide. — La Prostitution réglementée est-elle justifiée en
Hollande au point de vue hygiénique ?

Fiaux. — Police des mœurs, page 497.

Yves Guyot. — Prostitution, p. 73-430.

Revue de morale progressive, nᵒˢ 8, 11-12, 1889, p. 273; nᵒ 14-15. 1892.

Le Bulletin continental, nᵒˢ 9-10, 1898.

Italie.

Moeller. — Réglementation de la Prostitution. Premier discours prononcé à l'Académie royale de Belgique en 1888.

La Prostitution d'État en Italie. Lettre de M. Tommasi-Crudeli à M. de Lavelaye. Édition 1891, Bruxelles.

Avortement d'une réforme à propos d'un rapport du Pʳ Tarnowsky sur la Prostitution en Italie par Pellizari, de Florence. Brochure spéciale résumée dans la *Gazette hebdomadaire* du 26 janvier 1894.

La Réforme Crispi. Discours prononcé au Sénat italien, le 16 juin 1896, par le sénateur Tommasi-Crudelli.

Commenge. — « La Prostitution clandestine à Paris », chapitre sur l'Italie, p. 512.

Gazette hebdomadaire, 17-24 décembre 1892, 10-26 janvier 1894. p. 29-31-41. 1888, XXV, p. 833-836, 7 janvier 1893.

L. Fiaux. — Police des mœurs, p. 394.

Yves Guyot. — La Prostitution, p. 74 et 429.

Revue de morale progressive, nᵒˢ 4 et 5, 1888; nᵒ 6, 1888. Règlements italiens; nᵒ 7, février 1889; nᵒ 9, 1889; nᵒˢ 14 et 15, 1892.

Bulletin de l'Académie de médecine, séance du 27 mars 1888, p. 424.

Lette autographe et inédite de l'ancien ministre M. Crispi.

Enquêtes parlementaires sur ce sujet : « Relazione, proposte allegati ». Firenze, 1885, 2 vol. in-4.

Typographia della Ria Casa di Patronato pei Minorenni.

Tarnowsky. — Expériences d'abolition de la Prostitution en Italie (Mémoire traduit par Endeitz).

TABLE DES MATIERES

CHARTRES. — IMPRIMERIE DURAND, RUE FULBERT.